脑卒中

STROKE PREVENTION
AND
REHABILITATION

与时间赛跑

一定要知道的脑卒中预防与康复知识

谢青　顾琳◎主编

U0287458

浙江科学技术出版社·杭州

图书在版编目（CIP）数据

脑卒中：与时间赛跑 / 谢青，顾琳主编. — 杭州：浙江
科学技术出版社，2022.1（2025.3重印）
ISBN 978-7-5341-9944-8

Ⅰ.①脑… Ⅱ.①谢… ②顾… Ⅲ.①脑血管疾病—
防治②脑血管疾病—康复 Ⅳ.①R743

中国版本图书馆CIP数据核字（2021）第269064号

书　　名	脑卒中：与时间赛跑	
主　　编	谢青　顾琳	

出版发行	**浙江科学技术出版社**	
	杭州市拱墅区环城北路177号　邮政编码：310006	
	办公室电话：0571-85176593	
	销售部电话：0571-85062597	
排　　版	杭州兴邦电子印务有限公司	
印　　刷	浙江海虹彩色印务有限公司	

开　　本	880 mm×1230 mm　1/32		印　张	5.75
字　　数	92千字			
版　　次	2022年1月第1版		印　次	2025年3月第5次印刷
书　　号	ISBN 978-7-5341-9944-8		定　价	42.00元

责任编辑　王巧玲　陈淑阳　　　　**责任美编**　金　晖
责任校对　赵　艳　　　　　　　　**责任印务**　吕　琰
如发现印、装问题，请与承印厂联系。电话：0571-85095376

本书编写委员会

主　编：谢　青　顾　琳

副主编：潘惠娟　崔立军　张伟明　牛传欣

编　委：（按姓氏笔画排序）

　　　　王臻旎　石　泉　仲　颖（动作演示）

　　　　孙国方（插画）　严　琳　肖梓豪

　　　　张　伟　张　洁　张　潇　张云茗

　　　　宣　植　徐　涵　高　怡　雷　茵

◆ 序

"医者仁心，大爱无疆"，这句话除了赞扬医生忘我的牺牲精神，还意味着医生对患者的关怀应该铺陈到健康的方方面面。也就是说，只要患者还不能生活自理、还不能起床回家、还不能回归社会，医生就不应该自满，探索和关怀的脚步就不应该停下。瑞金医院"广博慈爱、追求卓越"的使命中，也蕴含着这一层深刻的道理。

具体到康复医学，这就是一个特别强调为患者提供"从病房到家庭"全方位帮助的医学学科。在康复医学所覆盖的各种疾病中，脑卒中的地位最为特殊。从国家卫生健康层面来说，脑卒中的发病率高、病死率高、致残率高、复发率高，这"四高"使得脑卒中在我国一直是重大的卫生健康挑战。我国每年新发脑血管病患者约200万人，每年用于治疗脑卒中的费用高达400亿元，脑卒中后遗症带来的家庭和社会经济负担更是远远超出这个数字。如何通过康复医学专业的评定和治疗，减轻或者消除脑卒中的后遗症，这是康复人的使命所在。

脑卒中康复有时间紧迫性。只有抓住最佳康复窗口进行科学的康复训练，才能把后遗症远远甩在身后。这场赛跑，是与时间的赛跑，是全社会都需要参与的赛跑，而科普教育则是这场全民赛跑的发令枪。大多数脑卒中患者及其家属，在脑卒中发生前根本不知道这种疾病，更不知道该如何预防。在脑卒中发生时，大家也经常以为休息一下就好，导致脑卒中的最佳救治时间延误。在发生脑卒中后，患者的功能障碍涵盖肢体、认知、语言、吞咽等许多方面，患者和家属如果不去了解这些问题，则很难配合医生进行科学康复；此外，照护不当还可能诱发肺炎、消化道出血、压疮感染等并发症，预防没跟上则会造成卒中复发……不难看出，虽然在一千多年前，我们中国人就已经知道了"中风"这种疾病，但是对它进行科学认识还有很长的路要走。

瑞金康复团队在脑卒中的防治和科普方面一直在不断努力，这本读物就是在瑞金医院"与时间赛跑"脑卒中康复主题科普活动中形成的一项很有意义的成果。书虽不厚，但提供了每个人都应该掌握的脑卒中相关知识和康复技能，将复杂的专业术语转化为通俗易懂的语言，并配以图片辅助说明，将如何在床上摆放肢体、如何进行床到轮椅的转移、如何穿脱衣服等动作分解得形象、直观。

天下大势，浩浩汤汤。我们跑不过流淌的岁月，但能赢得生命的先机。远离脑卒中，战胜脑卒中，希望每一个患者及其家人，都能和我们医者一起，自信、从容、健康地徜徉在人生的旅途。

宁光

中国工程院院士

上海交通大学医学院附属瑞金医院院长

◆ 前言

　　作为长期工作在临床一线的康复医生，我们接触了许多脑卒中患者。这些患者都是幸运的，他们经历了突发的脑血管病，却没让病魔夺走他们的生命。中国人喜欢讲"大难不死，必有后福"，但我们康复医者不能给出这样轻率的祝福。

　　这是为什么呢？因为卒中急性期过去后，患者还时刻面临着新的危险。有的卒中患者长期卧床，导致多种并发症，最终没有抢救回来；有的患者在肢体肌张力增高后还执意进行错误练习，导致肌张力持续增高，无法逆转；还有很多患者吞咽困难，长期留置胃管，却没有解决的方案……这些身体功能上的问题都是患者重返家庭、重返社会的巨大障碍。作为康复医生，这也是我们最希望帮助患者解决的问题。

　　我们编写这本科普读物的目的，就是把脑卒中康复中的一些医学常识广而告之。书中包含了团队医生和治疗师多年临床工作的经验总结和患者最为关注的问题。全书包含了认识脑卒中、脑卒中各个时期的治疗干预、问题交流、脑卒中的预防等内容，从各个方面系统而全面地向读者介绍脑卒中的相关知识，同时又配有相应的插画，图文并茂。我们希望用尽可能通俗易懂的语言，把脑卒中康复的关键点传递出去。哪怕只是其中的只言片语，也希望能在关键时刻唤起患者和家属进行康复的积极性。

细心的读者可能已经注意到了，我们给这本书起了一个小标题"与时间赛跑"。脑卒中康复虽然是一个以年和月为单位的长期积累的过程，但其实每一天患者都会感知到自身的变化。神经科学的研究也证明，卒中后的3个月、6个月、12个月都有明确的康复预期和神经恢复机制。卒中康复虽然需要经年累月，却特别讲究滴水穿石。抓住康复的时间窗口进行科学的训练，尽早回归社会，避免不可逆转的后遗症，的的确确是在与时间赛跑。

这本科普读物由瑞金康复团队合作编写而成。瑞金康复团队包括上海交通大学医学院附属瑞金医院、上海市瑞金康复医院的所有医、教、研成员。大家在脑卒中科普工作上不遗余力，在上海市2019年度"科技创新行动计划"科普指南项目的支持下，在2019年和2020年多次举办"与时间赛跑——脑卒中科普集市"活动，现场替群众解疑答惑，在社会上引起了非常热烈的反响。这也促使我们想到，可以将老百姓最关心、最担心的问题以科普图书的形式记录成册，于是这本脑卒中预防及康复科普图书应运而生。

我们相信，这本书一定能帮助到脑卒中患者及其家属，也能将科学的康复观念传递给需要的人。希望康复医学能够让每位患者都赢得与时间的这场赛跑，行稳而致远。

◆ 目录

第①章　认识脑卒中

什么是脑卒中　2

他们也得了脑卒中　4

我会得脑卒中吗　7

脑卒中带来的经济负担　13

第②章　脑卒中自救与康复

如何快速识别脑卒中的发生　16

脑卒中发生早期如何自救　19

脑卒中康复的黄金时间　22

脑卒中恢复中后期的康复　30

脑卒中后遗症期的康复　36

第 ③ 章　脑卒中患者的康复细节

嘴角歪斜、经常流口水怎么办　42

不能说出想说的话怎么办　45

吃饭、喝水经常呛咳怎么办　50

我可以不插鼻饲管吗　60

气管切开患者不能说话怎么办　65

急性期卧床时该如何摆放肢体　71

脑卒中患者如何自己穿衣穿裤　74

如何进行床与轮椅之间的转移　80

脑卒中患者走路为什么会"画圈圈"　84

脑卒中后记忆力下降、注意力无法集中怎么办　88

为什么康复过程中会肩痛　91

为什么看东西看不全了　98

为什么肢体总和我"对着干"　101

脑卒中后手抖怎么办　105

脑卒中患者的居家环境该如何改造　109

脑卒中患者如何找回丢失的感觉　　115

脑卒中患者如何选择手杖　　119

什么是康复机器人　　125

脑卒中患者如何进行职业康复　　129

脑卒中后什么时候可以开始练习走路　　134

脑卒中后身体歪了怎么办　　139

如何面对脑卒中后的情绪问题　　147

脑卒中患者也可以旅游吗　　150

第④章　预防脑卒中

如何调整生活方式预防脑卒中　　156

如何合理使用药物预防脑卒中　　159

平时应当注意监测哪些指标　　162

如何科学、有效地运动　　164

第 1 章

认识脑卒中

什么是
脑卒中

脑卒中（stroke）又称为脑中风，是一组急性脑循环障碍所致的脑功能缺损，包括脑血管破裂导致的脑出血（出血性卒中）和脑血管堵塞引起的脑梗死（缺血性卒中）。

脑卒中的分类

出血（bleed）	堵塞（block）
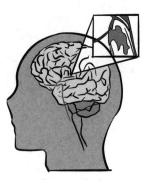	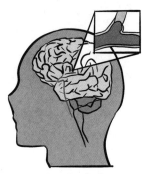
出血性卒中 （分为蛛网膜下腔出血与脑内出血）	缺血性卒中 （分为栓子性与血栓性缺血）
由脑供血动脉破裂出血造成，导致出血性卒中。	脑卒中发生的最常见原因是脑部供血血管内壁上有小栓子，脱落后导致动脉阻塞，导致缺血性卒中。

脑血液循环障碍使局部脑组织缺血、氧供停止，脑细胞逐渐死亡，局部脑功能丧失，从而引起一系列脑卒中后临床症状。近20年来，我国致死疾病排行有了不少变化，但脑卒中始终占据首位。

🧠 脑卒中后有哪些常见症状

① 一侧肢体无力或麻木，如端碗、端杯子无力，走路拖曳或歪斜。

② 面部麻木或口角歪斜。

③ 说话不清或理解困难。

④ 严重头痛、头晕、呕吐。

⑤ 意识丧失或抽搐。

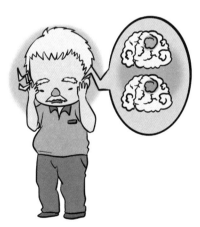

脑卒中后的常见症状：严重头痛

他们也得了脑卒中

脑卒中是人类健康的"第一杀手",我国每12秒就有一位脑卒中新发患者,每21秒就有1人死于脑卒中!脑卒中已经成为全球第一的致残、致死疾病。近年来,我国脑卒中的发病率一直处于上升趋势,脑卒中已成为我国致死率第一的疾病,许多家喻户晓的名人同样逃不过厄运。

列宁

列宁曾经是苏联共产党和国际共产主义运动的领袖,对20世纪人类社会的进步和发展做出了不可磨灭的贡献。列宁从1922年开始数度罹患脑卒中。第一次脑卒中导致右侧肢体偏瘫,7个月后他再次发生脑卒中,不得不终止工作。随后,脑卒中又一次袭击了他,夺走了他的语言能力和左侧肢体的活动能力。1924年1月,脑卒中夺走了这位伟人的生命。

撒切尔夫人

有"铁娘子"之称的英国前首相撒切尔夫人是英国第一位女首相，也是自19世纪初利物浦伯爵以来在任时间最长的英国首相。撒切尔夫人因与中国领导人一起完成了香港顺利回归的谈判工作，而被中国人民所熟知。2001年12月，撒切尔夫人在与丈夫丹尼斯爵士度假庆祝金婚纪念日时出现了轻度脑卒中。脑卒中极大地影响了她的记忆力，甚至导致她在阅读时一句话没有读完就忘了开头。2013年，撒切尔夫人在一次脑卒中后于家中去世，享年87岁。

严顺开

1980年，严顺开出演《阿Q正传》，他在片中活灵活现地诠释了阿Q这个角色，最终凭借该片获得了第六届大众电影百花奖最佳男演员奖。2009年11月，严顺开在大连拍摄完电视剧回到上海，突然出现左侧肢体活动不利等症状，被医生诊断为脑梗死。虽然经过抢救，严顺开保住了性命，但从此长期卧床，生活不能自理。2017年10月16日，严顺开去世，享年80岁。

余光中

余光中一生从事诗歌、散文、评论、翻译创作，以诗歌创作为主，复以散文及评论扬名。1972年，他创作了诗歌《乡愁》。这首诗引发了全球华人的共鸣，时至今日依然是海峡两岸血脉相连的文化意象。2017年11月27日，余光中在家中出现嗜睡、说话不清等状况，被医生诊断为急性脑卒中。同年12月14日，余光中因呼吸衰竭过世。

庾耀东

庾耀东在1978年第一届世界羽毛球锦标赛中获得男子单打和双打的双料冠军，成为中国羽毛球男单世界冠军第一人。退役后的庾耀东担任广东省羽毛球队教练，培养出了谢杏芳、张洁雯等羽毛球名将。2012年11月24日，庾耀东在打羽毛球时因突发脑出血而与世长辞，享年61岁。

袁惟仁

著名音乐人袁惟仁曾创作《征服》《梦醒了》等歌曲，是那英、SHE等歌手的专辑制作人。2018年10月17日，袁惟仁在突发脑出血意外跌倒后被紧急送医，虽然手术十分成功，但肢体及吞咽功能仍受到影响。

我会得
脑卒中吗

脑卒中在我国居民的死亡原因中排名第一。2017年，脑血管病在我国居民疾病死亡病例中的比例，在农村人群中为23.18%、城市人群中为20.52%。这意味着每死亡5人就至少有1人死于脑卒中。脑卒中在我国的死亡率是欧美国家的4～5倍，日本的3.5倍，并且也高于泰国、印度等发展中国家。我国每年新发的脑卒中病例约有200万例，而且还在以每年8.7%的速率迅速增长。

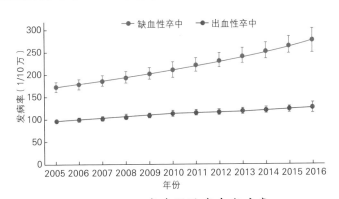

2005—2016年中国脑卒中发病率

图片来自：国家卫生健康委员会.2018中国卫生健康统计提要［M］.北京：中国协和医科大学出版社，2018.

脑卒中离我们并不遥远，它恰恰就在我们身边。如果你有高血压、高脂血症、高血糖等，那你就要引起重视了。这些慢性病与生活、行为方式密切相关，是引发脑卒中的危险因素。由于这些疾病普遍存在，许多人会习以为常，不加以重视。这种错误的观念使得这些危险因素成为引发脑卒中的"隐形杀手"。

高血压

高血压是引起脑卒中的首要危险因素。高血压可促进脑动脉粥样硬化的发生和发展。在动脉粥样硬化处，脑血管管壁增厚，管腔狭窄，如果斑块破裂继发血栓形成，或者某些大动脉血栓脱落，都可造成脑动脉栓塞，导致脑供血不足或脑梗死。

在高血压的长期作用下，脑小动脉持久收缩，会导致血管壁变硬变脆。长期的高压血流冲击，也使脑小动脉管壁扩张变薄、在分叉处特别容易破裂，易导致脑出血。研究发现，高血压患者舒张压每下降3mmHg（1mmHg＝0.133kPa），脑卒中的危险性将下降32%。考虑到从末梢动脉到重要的脑血管狭窄处的血流供应，脑梗死后应避免立即过度控制血压。有研究证实，脑梗死后24小时内的过度降压和预后不良有关。

高脂血症

脑卒中和高脂血症也有明确的相关性。血清总胆固醇和低密度脂蛋白的升高是心脑血管病的危险因素，而高密度脂蛋白则是心脑血管病的保护因素。

血脂升高会导致脑动脉粥样硬化或加重脑动脉粥样硬化的程度，造成脑血管狭窄、闭塞。血脂升高还会使血液变得黏稠，流动缓慢，容易在血管内形成血栓，阻塞血管，最终导致脑供血不足。

高血糖

血糖升高对身体的损害是一个慢性的过程。血糖升高可引起脂代谢紊乱，同时引发组织蛋白非酶糖化，导致血管壁弹性降低、阻力增加，血管管腔狭窄，加速和加重动脉粥样硬化的形成。同时血糖升高还可引起血管内皮细胞损害，导致凝血系统改变，易导致脑梗死。糖尿病患者脑血管病的发生还与长期的糖代谢紊乱关系密切。长期糖代谢紊乱会产生大量自由基，引发氧化反应，可使脑动脉发生硬化并发生微血管病变，甚至导致全身性的血管损害（包括心血管损伤）。换个角度来说，脑卒中也是糖尿病的一种并发症。临床上发现，糖尿病患者并发脑卒中的危险性会比非糖尿病患者高 1.8～6 倍。

此外，糖尿病患者的血糖水平以及病情控制程度提示着脑血管病的病情轻重和预后。因此，所有糖尿病患者都应进行严格的血糖控制。

吸烟

吸烟会增加发生脑卒中的风险。吸烟量越大，吸烟时间越长，风险越大。一氧化碳（CO）与尼古丁是吸烟引起动脉粥样硬化的主要原因。CO 引起血管壁缺氧及营养障碍，导致血管内膜增生，管腔狭窄，血液流速减缓，使脂肪易于沉积；尼古丁可使血管收缩，加重血管壁的缺氧程度，促使动脉粥样硬化形成。另外，吸烟可使血液黏滞性增高，为形成血栓创造条件，从而引起脑卒中。

戒烟可以明确降低发生脑卒中的风险。有研究表明：在戒烟数年后，戒烟者的脑梗死发病率大致等同于从不吸烟的人。

🧠 不良生活方式

另外，还有一些不良的生活方式，如高油高盐饮食、饮酒、久坐、肥胖、精神压力大、熬夜等，也是重要的诱发因素。这些不良嗜好和生活习惯不仅是引发脑卒中的危险因素，同时也会增加代谢综合征、糖尿病、高脂血症、冠心病等的发病风险。

不过，脑卒中的发病机制目前尚不明确，它可能是受遗传、环境和血管危险因素共同作用的疾病。随着国内外医学界在脑卒中病因学方面的研究的不断深入，人们发现不少脑卒中患者并无常见的危险因素，因此脑卒中的发生也与遗传有关。

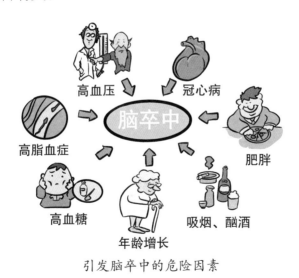

引发脑卒中的危险因素

11

因此，我们应该控制好可控因素，控制血压、控制血糖、稳定斑块、戒烟、改变不良生活习惯等，从而降低脑卒中的发病风险。

温 馨 提 示

　　如果想了解自己是否具有脑卒中的危险因素，建议您每年接受一次全面的体检。已患有高血压、糖尿病、高脂血症的患者，请注意监测血压、血糖、血脂。

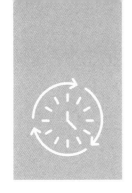

脑卒中带来的
经济负担

　　脑卒中的发生给社会和家庭带来了巨大的经济负担。我国每年因脑卒中造成的社会经济负担已超过400亿元，年平均增长率达117%。

　　这其中包含脑卒中导致的直接费用，包括门诊费用、住院费用。据统计，2016年我国脑出血与脑梗死患者住院人均费用分别为17787元、9387元，相比2010年分别增长了61.4%、31.4%，给我国居民带来了沉重的经济负担。

　　另外，脑卒中还将带来一系列间接经济损失，比如患者本身患病后的收入损失以及由于陪护需要所产生的家属误工、陪护费用。目前，脑卒中的发病人群也逐渐年轻化，许多正值壮年的患者原本应该是社会的中坚力量和家庭的顶梁柱。脑卒中带来的后遗症将对患者和家庭之后几十年的经济收入产生巨大影响。可以说，一旦患病，所影响的不仅仅是个人，还有家庭、社区和社会。

第 **2** 章

脑卒中自救与康复

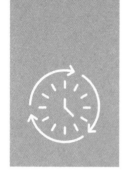

如何快速识别
脑卒中的发生

　　急性发作的脑卒中70%～80%是缺血性脑卒中，即脑血管内血栓形成，造成大脑缺血，因此溶栓或取栓是目前最有效的治疗措施。

　　时间就是健康，及时治疗是大脑恢复的关键。脑卒中发病后的6小时内，是进行溶栓或取栓的黄金时间。只有及时溶栓或取栓，大脑方有获救的机会，功能受损才能被降到最小。越早发现症状并及时就医治疗，患者生存概率越大，预后越好。

　　所以，快速、准确识别脑卒中的早期症状十分有必要。如何快速识别脑卒中呢？中国卒中学会总结了"120"口诀。

❶ "1"：一张不对称的脸。查看患者面部是否出现不对称，是否口角歪斜，尤其是微笑时两边弧度是否不一致。

❷ "2"：两只不对称的胳膊。查看患者的两只胳膊，平行举起双臂时是否有单侧无力。

❸ "0"：聆听不清晰的语言。聆听患者说话是否含糊不清、

表达困难，或者连基础的短句都无法准确表达。

上述任何一种情况，都可能是脑卒中的早期症状。这时要赶紧打120急救电话，立即到神经内科急诊。注意：一定要记住症状初发的时间。

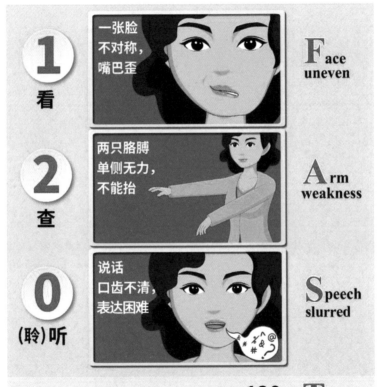

中国卒中学会的"120"口诀

图片来自：中国卒中学会

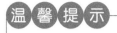

温馨提示

❶ 除了以上几点，还有一些更为隐蔽的症状，比如单纯头晕或头昏、突然站立步态不稳、突然握不牢东西等。对自身的一些细微变化，老年人都应警惕。

❷ 有任何不适，都应立即就医，切忌随意自行用药，耽误最佳救治时间。

❸ 须到有行医资质的正规医院就诊，千万不要贪图便宜或贪图方便随意到附近私人小诊所就诊，以免延误诊治时机。

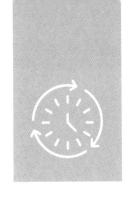

脑卒中发生早期
如何自救

脑卒中发生早期最有效的自救措施就是快速识别脑卒中，尽快拨打120，并保持电话通畅。在等待救援时，不要惊慌失措，一定要正确安置患者。

一定要先拨打120

很多家属发现患者不适，首先想到的是呼叫其他人回来帮忙，或者给患者喂水喂吃的，或者按以往的经验给患者吃保心丸等药物，却忘了最最重要的一点——拨打120。要记住：此时，一个专业的医生比其他任何人都重要，所以看到患者发病时，首先要做的就是拨打120！

正确安置患者

患者应采取20°～30°仰卧位，务必保持其呼吸通畅。使患者头偏向一侧，防止患者口鼻被呕吐物阻塞造成窒息，解开患者领口纽扣、领带、裤带，如有假牙，最好取出。

搬运患者时需2～3人平抬，切勿抱、拖、背、扛。除了脑梗死，脑卒中患者也可能发生脑出血，因此搬运过程中应注意避免颠簸，以免加重脑出血。

🧠 不要惊慌失措

周围人的尖叫、哭泣或茫然无措都会对患者造成极大的心理压力，可能加重病情。打完120后，请安静地陪着患者等待救援，同时准备好医保卡等就诊需要用到的物件。尽量让患者保持安静，切勿慌张，不要哭泣或晃动患者，避免加重患者的心理压力。

🧠 就近就医

正确选择医院也是一种自救方式。很多人只盯着名气大的三甲医院，花了大量时间赶去，却错失了治疗的最佳时机。其实脑卒中患者早期救治必须争分夺秒，千万不要只想着去名气大的医院而耽误救治。应该听从救护车的建议，就近去一家能收治的医院，先抓紧时间尽快诊断尽快治疗，等病情稳定后再考虑转大医院。

如何安置脑卒中患者

1
不要给患者造成压力

不要哭泣或晃动患者，避免加重患者的心理压力。

2
正确搬运

搬运患者时需2～3人平抬，切勿抱、拖、背、扛。

3
保持呼吸通畅

患者应采取20°～30°仰卧位。使患者头偏向一侧，防止口鼻被呕吐物阻塞造成窒息。解开患者领口纽扣、领带、裤带，如有假牙，最好取出。

4
避免颠簸

除了脑梗死，患者也可能发生脑出血，因此搬运过程中应注意避免颠簸，以免加重脑出血。

温馨提示

自救不代表随意用药，在医生没有明确诊断之前，切勿擅自给患者服用止血药、安宫牛黄丸或其他药物。

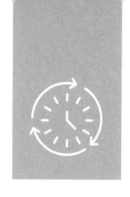

脑卒中康复的
黄金时间

　　脑卒中具有高发病率、高死亡率、高致残率的特点。发病后，根据脑组织受损程度的不同，临床上会出现相应的中枢神经受损表现，常见的功能障碍有感觉障碍、运动障碍、共济失调，同时可合并吞咽功能障碍、交流功能障碍、认知功能障碍、心理障碍等，严重的还会出现四肢瘫痪、昏迷甚至死亡。

　　脑卒中的康复主要就是针对上述功能问题进行相应的处理。**只有早期康复介入，采取综合有效的措施，才能最大限度地改善受损功能，使患者可以重新回归家庭与社会。**

🧠 什么是脑卒中康复的黄金时间

　　一般来说，患者病情稳定后48小时即可开始进行康复治疗。脑卒中康复是一个长期的过程，病程较长的脑卒中患者仍可从康复中受益，但其康复效果较早期康复者差。

脑卒中发病后的半年是患者肢体功能恢复的最佳时期。发病后的3个月尤为重要，所以这段时期也被称为脑卒中康复的黄金期。

脑卒中的康复需要多元化的康复治疗手段，包括物理治疗、作业治疗、言语治疗、辅具治疗和神经心理治疗等。

物理治疗 主要帮助患者恢复损伤的肢体功能，提高其活动能力，改善肢体功能和患者的生活质量。

作业治疗 主要关注患者的生活自理能力、工作能力以及认知功能，帮助患者尽可能实现日常生活自理，并提高其社交及工作能力，从而让其获得最佳的生活独立性。

言语治疗 主要针对患者的各种语言、吞咽功能障碍，帮助他们预防、治疗、恢复及代偿，促进患者交流能力的再获得。

脑卒中康复黄金期的康复目标		
1	**2**	**3**
通过被动活动和主动参与，促进偏瘫侧肢体张力的恢复、主动活动的诱发及分离动作的产生。	加强患侧肢体活动及与日常活动的结合，提高生活自理能力，并抑制异常运动模式的产生。	预防常见并发症，如压疮、关节肿胀、下肢深静脉血栓等，做好脑卒中二级预防。

如何在脑卒中康复黄金期进行治疗

那么在肢体功能及日常生活能力方面，我们具体要进行哪些物理治疗及作业治疗呢？

针对肢体及生活能力的康复训练

常用的偏瘫患者体位有健侧卧位、患侧卧位、仰卧位等（具体摆放方式见第72页）。一般建议患者每2小时翻身一次，开始以被动翻身为主，当患者能在治疗师的指导下翻身时，建议患者积极主动配合。**我们一般鼓励患者多采用患侧卧位，适当采用健侧卧位，尽可能减少仰卧位，避免半卧位。**

偏瘫患者的摆放体位

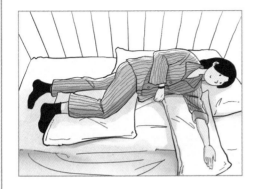

多采用患侧卧位

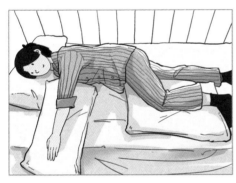

适当采用健侧卧位

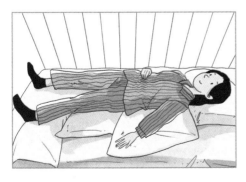

尽可能减少仰卧位

在这个阶段，患者也可以做一些力所能及的床上运动，主要包括被动活动、Bobath握手训练、桥式训练、翻身训练、腹式呼吸训练等。

大部分患者在此阶段都处于软瘫期，所以我们可以帮助患者尽早地进行肢体的被动活动。被动活动一般从肢体的近端（靠近患者身体的一端）开始，可以较好地保持患者的关节活动，防止患侧关节僵硬、肿胀。通过被动活动可以更快地引出肢体的主动活动。

由于卧床，脑卒中患者的呼吸模式发生改变，主要表现为胸式呼吸。治疗师会指导患者进行腹式呼吸训练，即用鼻子吸气，同时鼓起肚子（腹部），用嘴缓慢呼气，同时收起肚子（腹部）。

偏瘫患者可以做的床上运动

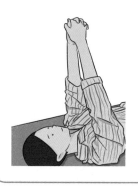

Bobath握手训练

❶ 偏瘫手拇指置于健侧手拇指上方；

❷ 在健侧手的帮助下，做双上肢伸直肘关节的动作；

❸ 健侧手带动上肢，做肩关节前屈上举的动作。

偏瘫患者可以做的床上运动

桥式训练

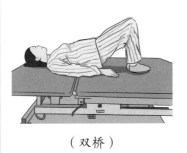

（双桥）

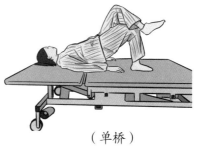

（单桥）

❶ 患者仰卧位，上肢置于体侧；

❷ 双下肢屈膝屈髋（可通过治疗师的协助完成），双足踏于床面；

❸ 做抬臀动作，并维持5～10秒，根据自身体力进行练习。

TIPS: 如果患者体力较好，亦可进行单桥训练。

握手翻身训练

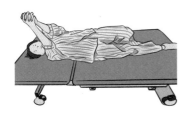

❶ 向偏瘫侧翻身训练，双手呈
Bobath握手状，肘关节伸
直，肩关节前屈90°；

❷ 健侧下肢屈髋屈膝，健侧足
踩在床面上，头转向患侧；

❸ 健侧上肢摆动，带动患侧上肢向患侧转动，并带动身体（躯干）
向患侧转动，同时健侧足用力使臀部（骨盆）和下肢转向患侧。

TIPS: 向健侧翻身训练，动作要领基本同前，只是患侧下肢的
用力需要他人帮助。

针对沟通能力的康复训练

除了针对肢体功能及生活能力进行的训练，沟通能力的恢复也尤为重要。脑卒中患者可能会存在交流障碍，主要表现为口齿不清、说话含糊以及知道想说什么但是说不出来或者词不达意。

脑卒中后存在交流障碍的患者应尽早开始语言功能的康复训练，并适当增加语言康复训练强度。卒中早期可针对患者听、说、读、写、复述等障碍给予相应的听理解训练、简单指令训练、口颜面肌肉发音模仿训练、复述训练，对于口语理解或表达严重障碍的患者可以教其使用手势表达、书写或交流板配合治疗。

针对吞咽障碍的康复训练

吞咽障碍也是脑卒中患者常见的并发症之一。由于各种原因导致食物不能从口腔进入胃，即为吞咽障碍。因此，所有脑卒中患者都应尽早进行吞咽功能临床床旁评估，有问题的患者可以进一步进行吞钡造影或纤维喉镜检查。对有吞咽障碍的患者可采取以下两方面的措施。

功能训练 进行舌运动训练、吞咽反射训练、咽喉运动训练、神经肌肉电刺激等训练吞咽功能。

减少误吸 可以采用改变食物性状、采取代偿性姿势进食等方法改善患者吞咽状况，避免或减少吞咽时的误吸，减少卒中后肺部感染的发生。

以上就是脑卒中早期患者的综合康复治疗内容，这个阶段的康复我们称为一级康复。在做好一级康复的同时，还需要积极做好脑卒中的二级预防，做好各种相关因素（如糖尿病、高血压、高脂血症等）的控制。

温馨提示

以上动作须在患者病情稳定的前提下训练。早期患者因为长期卧床，可能会出现体位性低血压，活动能力也会减弱。如果出现头晕、恶心、脸色苍白、呼吸急促等症状，应立即停止训练。所有动作的次数和强度都应循序渐进。

脑卒中恢复中后期的康复

脑卒中恢复中后期一般是指患者发病以后的3～6个月。这个阶段的患者肢体依然存在部分痉挛运动功能障碍，但是能够随意支配的自主运动在逐渐增多。患者的共同运动基本消失，分离运动明显，协调性改善，但是运动速度缓慢。这个时期物理治疗的要点主要包括以下两个方面。

上肢功能训练 主要是抑制屈肌的共同运动模式，进一步促进分离运动，提高运动速度，增强手的精细活动能力。

下肢功能训练 主要是抑制伸肌痉挛，改善下肢步行的协调性，增加患者的本体感觉，提高患者的步行速度，并让患者在不同的场景、环境中进行训练，从而提高患者步行的实用功能。

所以，这一阶段康复治疗计划的方向主要是抑制痉挛、纠正患者异常的运动模式，增强肢体协调性，从而提高患者的运动能力和手的精细活动能力，使患者的日常活动能力得到有效改善。

这个阶段的作业治疗主要分以下四个方面：

🧠 开始基础日常生活活动（BADL）能力训练

从简单的床椅转移、如厕等活动，逐渐过渡至复杂的修饰、进食等活动。当患者对这些活动能基本自理后，治疗师将会和患者讨论制订工具性日常生活活动（IADL）的训练目标，为患者进一步在社区内独立生活做准备。

根据患者要求改善的具体活动，改善相关部位的运动功能。比如患者期望用患手进食，需要坐位平衡能力以及上肢肩、肘、腕的协同配合能力，手持勺子时的手指侧捏能力等的结合，作业治疗师会通过有目的性的作业活动来指导患者训练，以达到具体目标。

🧠 改善视知觉问题

脑卒中患者通常会有复视、视野障碍、偏侧忽略、偏盲等视知觉问题，患者会抱怨自己看不清、看不见、找不到东西，甚至根本无法意识到患侧存在物体。作业治疗师通过改造环境（增强光线或色彩）、指导患者转动眼球或头部、提醒患者养成检查患侧空间的习惯等代偿方法，改善患者的视知觉问题，并向家属宣教，有助于患者及其照顾者察觉相关问题。

改善认知状况

脑卒中患者常有注意力、记忆力、执行力等方面的认知障碍，作业治疗师会针对不同的认知问题，设计相应的特殊训练内容。如针对注意力缺损患者，治疗师会指导患者从需要较少注意力的活动开始，逐渐过渡到注意力要求较高的活动。

改善言语及吞咽能力

除了针对肢体及日常生活能力的康复外，针对沟通和吞咽能力的康复也尤为重要。那么针对言语及吞咽问题我们应进行哪些治疗呢？

在不同阶段有不同的阶段目标，同时也会有不同的侧重点。在脑卒中恢复后期，恢复速度较稳定，言语及吞咽治疗的训练目标主要为功能恢复，帮助患者回归家庭。具体治疗包括构音训练、针对失语症的训练以及针对吞咽障碍的训练。

　　对于有吞咽障碍的鼻饲患者，应加强吞咽训练，在吞咽造影检查后应明确拔管指征，尽早拔除鼻饲管。对于有吞咽障碍的无鼻饲患者，应防止误吸呛咳，巩固吞咽功能，避免吸入性肺炎的发生。

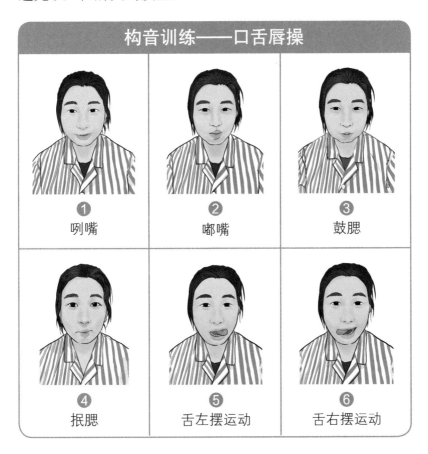

构音训练——口舌唇操

① 咧嘴
② 嘟嘴
③ 鼓腮
④ 抿腮
⑤ 舌左摆运动
⑥ 舌右摆运动

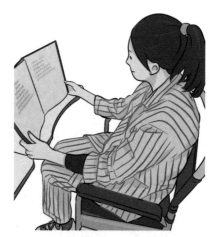

构音训练——绕口令

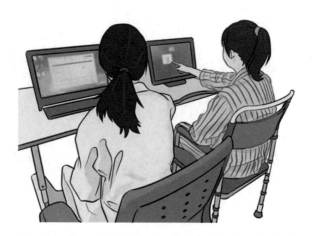

针对失语症的训练包括听理解训练、复述训练、命名训练，可结合患者的职业、家庭环境进行语境情景训练（图为患者正在通过认知心理语言成套训练系统进行训练）

本阶段的一系列康复治疗属于二级康复向三级康复的过渡，康复治疗可以在康复医院进行，也可以逐渐转移至社区或家庭进行。

温馨提示

对于此阶段的患者来说，走路时正确的步行姿势很重要，并不是走得越多越好哦。切勿操之过急，因发力不当而造成二次损伤。在独立步行过程中，患者也不可大意，谨防跌倒。

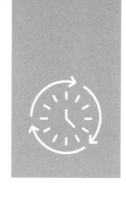

脑卒中后遗症期的康复

脑卒中患者发病1年后，脑损害导致的各种功能障碍虽然已经过治疗，但受损的功能在相当长的时间内不会有明显的改善，此时即进入后遗症期。一般认为，在脑卒中发病后6个月内进行康复治疗效果比较显著，偏瘫功能的恢复在1年后逐渐减慢甚至停止，这就给后遗症期的康复治疗带来了较大的难度。

🧠 导致脑卒中后遗症的原因

脑卒中常见的后遗症主要表现为一侧肢体瘫痪、关节挛缩畸形、手功能障碍、姿势异常、步行困难、失语、吞咽困难、构音障碍、面瘫、大小便失禁、血管性痴呆等。

导致脑卒中后遗症的主要原因有脑损害严重、未及时进行早期规范系统的康复治疗、治疗方法或功能训练指导不合理而产生废用综合征、危险因素（高血压、高血糖、高脂血症等）控制不理想而使原发病加重或再发等。

🧠 不要放弃后遗症期的康复治疗

即便患者在早期无条件进行康复治疗或错过了治疗最佳时期，脑卒中后遗症期的康复仍可以取得一定进展。尤其是那些没有经过正规康复训练的患者，通过系统的康复指导，患者的生活自理能力及生活质量，特别是在修饰、进食及简单的转移、室内步行等方面的能力将大大改善。所以，即使发病1年后，也不应该放弃康复治疗。

🧠 脑卒中后遗症期的康复治疗原则

此期的康复治疗原则是防止废用综合征和改善患者的身心功能，并通过加强残存功能的恢复，即进行代偿性功能训练，以满足日常生活的需要，使患者可以最大限度地回归家庭与社会。应根据患者的恢复情况进行规律、长期的康复锻炼。

针对日常生活能力进行训练

针对日常生活能力的训练应该是脑卒中后遗症期的主要康复治疗内容。训练以患者的实际需求为导向，提高康复治疗的针对性和实效性。针对患者的日常生活能力、认知功能状况以及家庭支持情况，在实际环境下进行具体的康复指导。通过一系列的指导性日常能力训练和代偿性功能训练（如矫形器、步行架和轮椅等的应用），以及环境改造和必要的职业技能训练，解决脑卒中患者日常生活中遇到的常见问题（如转移、洗漱、如厕、进食等），从而直接或间接改善患者在生活自理、职业活动、社会生活等方面的能力。

针对日常生活能力的作业治疗举例

1	2	3
指导患者如何安全转移至餐桌。	指导患者尽量用患手为健手提供稳定支持从而进食、饮水，甚至在辅助性筷子或刀叉的帮助下用患手进食。	完成从患侧到健侧的穿衣过程以及与之相反的脱衣过程。

常规的物理治疗也必不可少

常规的物理治疗包括良肢位摆放与保持，患侧肢体的被动活动，部分辅助下或主动性的患肢活动，翻身、坐起训练，躯干控制训练，坐位、站位平衡训练，步行训练，抑制痉挛、主动活动指导以及室外活动，从而改善患者的心肺功能，提高患者的免疫力。注意，在训练过程中不要让患者做过于勉强的动作，以防发生意外。

言语康复治疗助力患者回归家庭与社会

针对脑卒中后遗症期患者的言语及吞咽问题，需要进行言语康复治疗。言语康复治疗的目标是使患者的言语、吞咽功能提高，从而回归家庭、回归社会。具体治疗包括：

❶ **针对口齿不清**：如果在该阶段仍存在口齿不清的构音症状，可以咨询言语治疗师制定自主训练的构音训练处方，在家里自行训练，以巩固下颌、唇、舌等构音器官的运动能力和协调能力。

❷ **针对失语症**：若语言功能达到一定程度，患者可以回归家庭环境进行进一步的语言训练，例如模拟日常生活环境进行语言训练；在患者四肢功能允许的前提下，可以让家属和言语治疗师陪同患者去日常生活常见的交流环境进行训练，例如去买菜、寄（拿）快递、给车加油等。除此之外，对于仍有工作需求的患者，可以进行工作场景模拟训练，例如模拟公司职员日常开会、汇报一天的工作情况、表达对一件事情的看法等。通过场景训

练，可以用多人物、多元任务的刺激来加强患者的语言功能，从而加强其沟通交流能力。

❸ **针对吞咽障碍：**医生会定期随访有吞咽障碍的脑卒中患者，检查其吞咽功能。脑卒中患者应在言语治疗师的指导下，选择合适的食物、体位。

脑卒中后遗症期的康复治疗属于三级康复，一般在社区进行。在社区进行康复训练，不仅可以改善患者的躯体功能，而且还能为患者提供更好的治疗环境和心理支持。康复治疗师会定期上门指导，在给予患者作业治疗和必要的物理治疗的同时，教会患者家属或护工帮助患者训练的方法，并由他们帮助患者完成每天必须要完成的训练活动。这样可明显提高患者的综合能力，并且激发其主动参与的意识，发挥家庭和社会的作用。

温馨提示

后期训练仍须坚持不懈，持之以恒。患者应适当投入日常生活活动中，在自己的能力范围内着手做一些家务活动，体现自己的个人价值和社会价值，在治愈身体的同时治愈精神。

第3章

脑卒中患者的康复细节

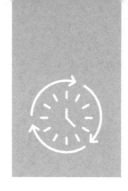

嘴角歪斜、
经常流口水怎么办

　　刘先生在发病前是一位仪表堂堂的大公司高管，日常有大量的会议、演讲和应酬。因为发病时及时送医救治，刘先生肢体功能保留完整，可以独立照料自己的日常起居。但令刘先生烦恼的是，这次发病使他左侧面部明显下垂歪斜，甚至还会时不时不自觉地流口水。这让一向很注重自我形象的刘先生情绪低落，一时无法面对同事、朋友。

　　言语治疗师对刘先生的问题做了详细评估，诊断刘先生为轻中度中枢性面瘫。经过一个疗程精心、专业的治疗，刘先生的流口水症状显著改善，患侧的口角歪斜也不那么明显了。刘先生自信心倍增，疗程结束后就回公司上班了，面对同事、朋友也不再尴尬了。

为什么脑卒中会引起面瘫

　　脑卒中后引起的嘴角歪斜、面部麻木甚至患侧嘴角流口水等症状，为中枢性面瘫的表现。其特征是脸上半部分的动作如闭眼、抬眉、皱眉等均正常，而脸的下半部分肌肉出现瘫痪，导致嘴角下垂、鼻唇沟变浅等。示齿时，患侧嘴角不能展开而显得整个嘴歪向健侧，严重的麻木感还会让患者不自觉地流口水。如果患者在讲话时嘴角微湿润，这一般是由面瘫造成的。如果患者常常流口水不止，甚至需要经常擦拭，那患者极可能还有吞咽功能的问题，需要及时进行相关的检查。

单纯的中枢性面瘫虽然不至于造成危及生命的后果，但是给患者自信心带来的不良影响却不容小觑。因此，建议患者及早到正规医疗机构接受综合性康复手段的干预，如面部电刺激、针灸、推拿等，再配合患者自主的动作练习，就会事半功倍。

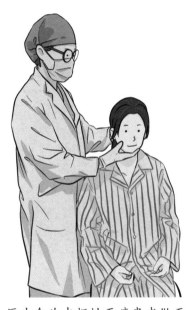

医生会为中枢性面瘫患者做面部推拿训练，以揉、按等推拿手法作用于患者颊肌、唇肌等部位，以提升肌张力并促进本体感觉

面瘫患者如何进行自我锻炼

有条件的患者可以随身携带一面小镜子，随时观察自己面部是否对称。平时可以做对称性练习，如示齿、噘唇、鼓腮等。

重复练习这些动作可增强唇肌和颊肌的力量，也可增强患侧口腔及面部的本体感觉，从而改善患者日常不自知的流口水问题及进食、刷牙、漱口时的漏水情况。这些动作训练需要坚持一段时间，才能显现效果。

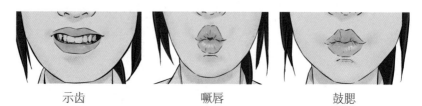

示齿　　　　　　　噘唇　　　　　　　鼓腮

对称性练习

温 馨 提 示

不可轻视中枢性面瘫，严重的中枢性面瘫患者，如患侧嘴角流涎而不自知的患者，应积极进行康复治疗。

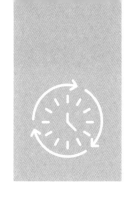

不能说出想说的话
怎么办

  李阿姨是一名精明能干的会计，一次在家中突发脑梗死，幸亏及时送医救治，病情才得以稳定。为了进一步康复治疗，李阿姨来到了康复医院。

  经过系统评估和治疗，很快李阿姨的鼻饲管拔除了，气管套管也拔除了。此时，另外一个严重问题出现了：虽然李阿姨的嗓子可以发声了，但本来能说会道的她却像结巴一样说不流畅、时常卡顿，只能用简短的词汇夹带肢体语言和表情来表达自己的想法。这可急坏了李阿姨和她的家人，明明看上去思路清晰，也能听懂别人的话，怎么自己说话就组织不了词汇了呢？

  言语治疗师对李阿姨的需求以及问题做了详细评估，诊断李阿姨为运动性失语症。经过一个疗程精心、专业的治疗后，李阿姨终于可以响亮又流畅地说出日常短语，如"早上好""谢谢你""明天见"等。这让李阿姨和她的家人信心倍增，更加积极、配合地投入训练中。

为什么脑卒中会影响言语功能

首先让我们来认识一下失语症。运动性失语症是临床上比较多见的失语症类型，通常发病部位在左脑额叶，即患者能听懂别人的话，但他自己很难说出想说的话，程度轻一点的会很费劲才能蹦出一些词汇或者短语，但尚能表达大意。

另一种失语症是感觉性失语症，通常发病部位在左脑颞叶，即患者听不懂别人的话，而他自己虽然能很轻松地说出一长串音节，但大部分是没有实际意义的杂乱语音，也很难让别人听懂。

运动性失语症	患者能听懂别人的话，但他自己很难说出想说的话，程度轻一点的会很费劲才能蹦出一些词汇或者短语，但尚能表达大意。
感觉性失语症	患者听不懂别人的话，而他自己虽然能很轻松地说出一长串音节，但大部分是没有实际意义的杂乱语音，别人很难听懂。

🧠 如何配合患者进行言语康复

营造积极、良性的氛围很重要

早期营造积极、良性的氛围对患者调整消极情绪有极大帮助。在患者唉声叹气或者因为难以开口、怕说错话而保持沉默时，家属切勿焦急甚至口不择言，企图用激将法促使患者多说话，这样反而会弄巧成拙。

言语康复需要循序渐进，神经系统的恢复及功能的重建也不是在一天之内靠家属的言语刺激就能实现的，早期还应以温和的言语鼓励为主。

如何给患者营造良好的环境

在建立良好的外部语言环境方面，家属是言语治疗师最靠谱的盟友。我们有时候会看到部分患者有些刻板语言固化的现象，这往往是由不良的外部语言环境反复刺激形成的。特别是感觉性失语的患者，他们可能一开始会发出一些无意义的语音，这些语音在旁人听起来有点儿可笑，周围人就会学他这样说话，甚至每次看见该患者就用这些语音调侃他。久而久之，患者长期在这些不良外部语音的刺激下，就逐渐固化了异常的言语模式。

因此，患者家属应尽早意识到学患者说话的害处。家属不仅不能学，而且还要在患者有经常说某几个音的趋势时就及时阻止，这样才能显著降低患者向异常口语模式发展的概率。

言语康复的关键是患者的主动参与，如果要促使患者说话，那就要以患者的兴趣爱好作为切入点。家属可以尽量收集一些患者感兴趣的图片及影音材料给患者观看，同时可以给患者讲解图片的内容以便让患者更好地回忆。

条件允许的话，可以多带患者外出，让患者到熟悉的环境中去感受及社交。只有这样，才能让平时练习的口语得到充分运用。

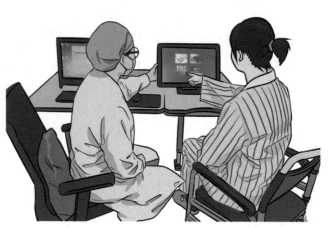

听理解能力较差的患者要做听理解训练，即让患者从屏幕上的多幅图片中选出所听到的单词

任何康复，包括言语康复，都需要持之以恒。一定要定时定量地练习，切勿三天打鱼两天晒网。损伤的大脑语言区需要不断的良性刺激才能固化正确的语言通路。就像修路一样，如果反复停工，那路上永远会杂草丛生。早期患者很有可能情绪低落，家属应给予鼓励与支持，切勿打击其康复积极性。

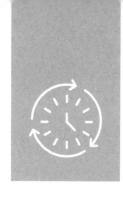

吃饭、喝水经常呛咳怎么办

蔡老伯是个很会享受生活的人，喜欢到处品尝美食。但是自从发生脑卒中后，由于吞咽功能受到影响，医生只能给他插了鼻饲管来保证每天的营养供给。蔡老伯虽然肚子不饿，但嘴巴一直吃不到东西。曾经的快乐源泉，现在被夺走了，这让蔡老伯很不高兴，时常闹情绪，有时候连肢体功能的训练也不愿意配合，整体康复的效果也受到了影响。

于是，蔡老伯的家人找到了康复医院。康复科吞咽团队的医生、护士、治疗师迅速针对蔡老伯的情况进行了评估并制定了治疗方案。造影结果显示蔡老伯会误吸液体食物，但可以做糊状食物的摄食训练，于是治疗师为蔡老伯制定了个体化的摄食训练方案，选择一些蔡老伯喜欢吃的食物循序渐进地让其训练经口咀嚼进食。

在嘴巴接触到美食的那一刻，蔡老伯整个人又重新焕发了精神。自从尝到了美食，蔡老伯对肢体功能的训练也更加上心了，经过一个疗程的积极治疗，蔡老伯已经成功拔除了鼻饲管，日常三餐可以软食为主，这让他和他的家人都非常满意。

蔡老伯这种"吃不下东西"的情况在医学上被称为吞咽障碍。"吞咽"这个动作看似简单，其实是一套需要脑高级功能与肌肉运动高度配合的精密程序，非常复杂。如果脑卒中损伤到控制吞咽的脑神经，患者在吃饭、喝水时就会频繁呛咳，甚至常常难以下咽。

出现吞咽障碍怎么办

如果出现这种情况，我们应该怎么办呢？

选择专业的医疗机构或康复医院进行康复评定

面对吞咽障碍，康复医学能做些什么呢？首先是康复评定，主要包括：

❶ **整体评价**：评价患者本身的基础疾病、全身状态、意识水平及认知情况等。

❷ **临床评估**：包括口腔功能的观察（观察口部开合、口唇闭锁、舌运动、软腭上抬、吞咽反射等情况）、吞咽功能的观察（反复唾液吞咽测试及洼田饮水试验），同时

还需观察食物内容、吞咽困难食物的性状、一次摄食量、体位、残留物去除法的有效性等。

③ **辅助检查**：目前吞咽障碍评估的金标准是吞咽造影，它可以直观地了解患者的口咽结构、肌肉活动的协调性及吞咽不同阶段的情况，明确患者是否存在误吸，为确定患者能否经口进食以及选择食物提供可靠的依据。其余评估检查还有电子喉、食管测压检查及肌电图等，都为吞咽障碍的评定诊断提供了不同层面的依据。

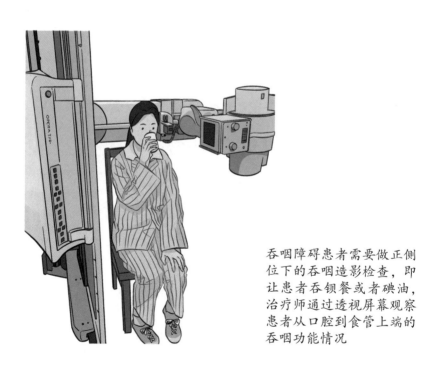

吞咽障碍患者需要做正侧位下的吞咽造影检查，即让患者吞钡餐或者碘油，治疗师通过透视屏幕观察患者从口腔到食管上端的吞咽功能情况

进行吞咽障碍的康复治疗

针对食管环咽肌狭窄的患者，可用球囊扩张术帮助扩张食管狭窄处。还可利用理疗电刺激维持吞咽反射，防止废用性肌萎缩并增强吞咽肌肌力。对于治疗期间必须保持管饲的患者，医学界近年来提出了间歇性经口/鼻置管注食术的理念，将患者从长期留置鼻饲管的困境中解放出来，还可以减少食管反流物在咽部滞留的机会，降低吸入性肺炎的发生率。

针对吞咽过程中不同时期的功能障碍，可以进行不同的锻炼项目，如口唇舌运动训练、寒冷刺激法、门德尔松手法等。

口唇舌运动训练的操作方法	
1 对着镜子进行紧闭口唇训练和口唇突出、旁拉训练。	**2** 进行下颌开合训练。
3 做舌部前伸、后缩、侧方主动运动及舌背抬高运动。	**4** 用指尖叩击并用冰块击打唇周围，短暂的肌肉牵拉和抗阻力运动均可增加肌张力，改善口唇闭合功能。

寒冷刺激法的操作方法

每次餐前用冰冻的棉棒角压前腭弓、后腭弓、软腭、咽后壁及舌后部，可以提高口腔对食块的敏感度，促进吞咽反射。

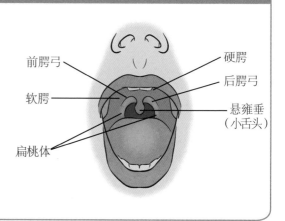

前腭弓
软腭
扁桃体
硬腭
后腭弓
悬雍垂
（小舌头）

🧠 如何给患者选择合适的食物

在让患者经口腔进食时，应尽可能选择患者能安全吞咽的食物，千万不能勉强，并且要让患者摸索出最佳的吞咽方法。另外，还须考虑患者的个人嗜好，兼顾食物的色、香、味及温度等，尽量让患者愉快地经口进食。以下是需要注意的几个要点：

❶ 高黏度、有弹性的食物会增加咀嚼的困难程度，加大囫囵吞咽的倾向，所以应禁止患者食用有窒息风险的食物，如年糕、汤圆、粽子、丸子等，以及容易产生碎屑的食物如肉糜、酥皮点心、饼干等，防止食物残留在口腔内或食物碎屑引起呛咳。

❷ 对于太硬的不利于吞咽的食物，可以选择用搅拌机打成糊。

❸ 对于太稀的易引起呛咳的液体，可以选择添加增稠粉，没有增稠粉的话可以就近购买藕粉、葛根粉等增加液体稠度，以保证水分的充足摄入。

🧠 如何给患者选择进食工具

喂食的勺子

应该选择中等大小、较平且不易粘上食物的勺子。如果患者能够自主进食，可以选择柄较粗、中等长度的勺子，也可以在柄上缠绕胶布等来加粗勺柄。

喝水的杯子

用普通杯子喝水或饮料时，患者须将头往后仰，颈部会伸展，存在误咽的风险。这时可以自制一个剪口杯，只要将一次性纸杯参照下图剪出一小块可以容纳鼻子的缺口，再将边沿向外捏（以免划伤皮肤），使用起来方便又安全。

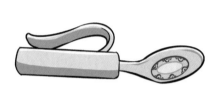

选择中等长度、柄较粗且不易粘上
食物的勺子

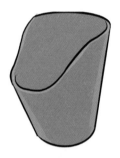

自制剪口杯

进食时可采用哪些姿势及方法

对于能够自主进食的患者

对于能够自主进食的患者，正确的进食姿势应该是坐起吃饭，稍微收着点儿下巴，避免下巴上扬。

允许患者有足够的进食时间，不要催促。在保证患者前一口食物已经完全吞咽后再让其进食第二口。鼓励患者小口进食，一口进食量可占餐勺的2/3左右。进餐后让患者坐位休息30～40分钟，不要立刻平躺。

如果进食时发生呛咳，可以让患者身体前倾并进行有意咳嗽，即有意识地使用腹肌故意咳嗽，有助于咳出食物。

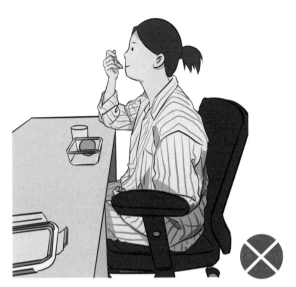

错误的进食姿势：吃饭时下巴上扬

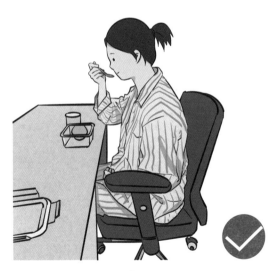

正确的进食姿势：吃饭时收下巴

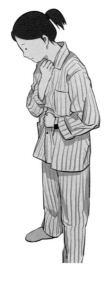

进食时呛咳的处理方法：将身体前倾，有意咳嗽，即有意识地使用腹肌故意咳嗽

对于不能坐起来及自主进食的患者

对于不能坐起来及自主进食的患者，一般让其处于躯干至少60°的仰卧位，头部前屈，将偏瘫侧肩部以枕垫起，喂食者位于患者健侧。绝对不能平卧位喂食和进食。通过观察患者的咽喉上抬活动，掌握患者吞咽的情况。患者与喂食者应保持良好的视线接触，这有利于他们之间的沟通，同时能让患者的头颈保持向下微倾，以保障吞咽的安全性。

对于痰多的患者

对于痰多的患者，应排痰后再进食。喂食过程中，如果患者痰多，也需要排痰后才能继续进食，以防痰液粘住食物，影响食物运送速度。

🫧 如何保持口腔卫生

吞咽障碍患者因为口腔感觉和运动能力减退，导致食物容易残留在口腔中，如果不及时清洁，就会滋生细菌。而且这些细菌会随着唾液在患者发生咳、呛等动作时进入肺部，诱发吸入性肺炎。所以，"口腔不卫生"也是导致吸入性肺炎的罪魁祸首之一。患者进食完毕后必须清理口腔，确保没有食物残留。

温 馨 提 示

吞咽障碍造成的影响可大可小，严重的会导致反复肺部感染，迁延不愈，甚至危及生命。如果患者发生脑卒中后出现频繁的呛咳及痰液增多，还是建议患者到正规医疗机构及时就医。只有做过吞咽造影检查，才能明确患者是否存在误吸的情况，才能及时对症治疗。鼻饲饮食的患者，在没有专业人员指导下，请勿轻易尝试经口进食。

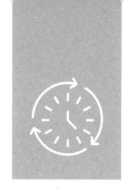

我可以不插
鼻饲管吗

601床的老吴被值班医生"投诉"了，因为他把胃管给拔了。可是，老吴也很无奈、很委屈："我现在插着鼻饲管，一点儿尊严也没有了。"原来老吴退休后被返聘继续工作，近期突发脑梗死，现在肢体功能恢复得很好，已经完全可以胜任工作，但因为插着鼻饲管，使他无法正常上班。老吴心里着急窝火，所以就把管子给拔掉了。

针对老吴这样对于外观有一定要求、不愿意长期留置胃管但又不能经口进食的患者，在综合评估他的认知状况和依从性后，康复团队采用了间歇置管注食的治疗方案。经过跟老吴的解释沟通，最终老吴也接受了这个方案。这意味着他以后就不用鼻子里带个管子到处跑了。而且由于间歇置管的管子较短，末端放置在食管，所以每次注食的时候患者都需要做吞咽的动作帮助食物下咽，相当于在常规治疗外加做了吞咽训练。就这样，经过一段时间的治疗，老吴的吞咽功能障碍终于慢慢改善，他可以经口进食啦！

在老吴吃下第一口食物后，他的脸上终于露出了笑容。看，这就是间歇置管注食为广大带着鼻饲管的患者带去的福音。这项新技术使吞咽障碍的患者可以不用依赖胃管或者胃造瘘的方法进食，有效减轻了患者的痛苦，缩短了住院时间，改善了患者的生活质量。

众所周知，吞咽功能障碍是存在极大危害的，会引起进食呛咳、误吸等，并可导致吸入性肺炎，如果进食量不够也会导致营养不良等。因此，为了避免这些危害，患者普遍接受留置胃管鼻饲饮食。

但是，随着人们生活水平的提高，患者对生活质量的要求也越来越高，一根鼻饲管既影响美观，又会在鼻部、咽喉部产生异物感，让患者极不舒服，极大地影响了患者的生活质量。大部分带着胃管的患者往往会情绪低落。而且，从医学角度来看，长期留置胃管的患者存在不同程度的贲门肌肉松弛、胃肠蠕动缓慢等情况，胃-食管反流的发生率较高，易促发或加重肺部感染，对患者的病情也是不利的。

🧠 什么是间歇置管注食

简单地说，就是在需要进餐时将饲管经口或经鼻插入胃或食管，食物由饲管注入食管或胃内，进食后将饲管拔除，不留置。

间歇置管保持了食管上、下括约肌的完整性，使食管下括约肌在进食结束后呈关闭状态，同时咽声门上的内收反射敏感性增强，减少了食管反流物在咽部滞留的机会，降低了吸入性肺炎的发生率。胃管进食后不滞留在胃内，不会对胃黏膜产生刺激，保证了吞咽的口腔期、咽期及食管期的完整性，使患者可以无阻碍地进行常规吞咽功能训练，有利于吞咽功能的康复。而且不需要长期置管，既提高了患者的舒适度，也不影响患者的外观形象，患者的心

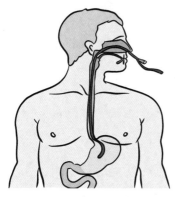

间歇性经鼻至胃管饲法

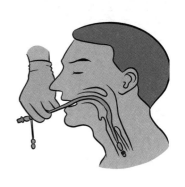

间歇性经口至食管管饲法

情也会跟着愉悦起来，对于康复治疗的配合也会更为积极。

间歇置管注食难不难做

那么这项操作到底怎么做呢，是不是很难做，操作的时候会不会很难受，又会不会有风险呢？其实说到底，它就是插胃管。医生会根据每个人的具体情况选择经口还是经鼻方案，力求方案最适合患者，也尽量不会让患者感到难受。

这项技术的风险跟插胃管是一样的：如果误入气管，可出现胸闷、憋气及呼吸急促等表现，并可引发刺激性咳嗽。遇到此类情况不用慌张，要相信为你操作的医生或护士，他们一定具备良好的专业素养，会为你解决问题。

间歇置管注食保证了患者的营养供给，改善了患者的吞咽功能，

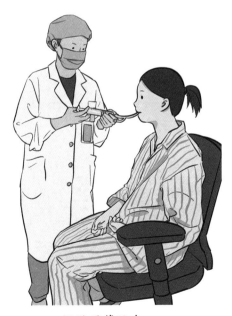

间歇置管注食

替患者尽早解决了带鼻饲管的烦扰，同时改善了患者的形象，提高了患者的生活质量。

温馨提示

❶ 间歇置管注食不能代替常规的吞咽训练治疗。两者的关系是相辅相成的，不能相互替代。

❷ 不是每个患者都适合间歇置管注食，在选择该项治疗措施时，首先应该听取专业医生的意见。

❸ 间歇置管注食可经口也可经鼻，选择经口还是经鼻置管，应听取专业医生的意见。

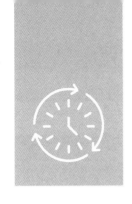

气管切开患者不能说话怎么办

倪阿姨是一名环卫工人，爱说话，性格开朗。在一次旅游时她突发脑出血，神志昏迷，呼吸困难。为了抢救生命，保持呼吸平稳，当地医院对其进行了气管切开手术。经过1个多月的抢救，倪阿姨的病情稳定了，神志也清楚了，但是身上还留着3根管子——气管套管、鼻饲管和导尿管。

为了康复治疗，倪阿姨来到了康复医院。经过系统评估和治疗，很快导尿管顺利拔除，倪阿姨可以自行小便了。但是倪阿姨想小便时不能说话，不能叫旁边照顾她的老伴，这可急坏了她。另外，倪阿姨咳嗽无力，无法顺利排痰，因此短时间内无法拔除气管套管。这意味着短时间内倪阿姨无法用语言表达自己的需求，无法和医生、家人交流沟通，这对于处在疾病恢复期的倪阿姨来说非常痛苦，这可怎么办呢？

康复团队针对倪阿姨的需求以及她现在存在的问题，做了详细评估，决定给倪阿姨佩戴说话瓣膜。在第一次戴上说话瓣膜那一刻，倪阿姨响亮地发出了一声"好"。虽然发音有点儿走样，但是倪阿姨和老伴都激动得热泪盈眶。近2个月不能说话的倪阿姨终于可以说话了！

之后，在医生、言语治疗师和护士的共同协作下，倪阿姨的吞咽功能也有了改善，鼻饲管拔除了，倪阿姨的面容也越来越好看了。他们对气管套管的拔除也充满了信心。

为什么气管切开后不能说话

气管切开后，气道直接与外界相通，使得气道阻力减小，无法形成声门下压力，患者有效咳嗽减少，声带关闭，呼吸–吞咽循环链断裂，会出现言语、吞咽、呼吸等一系列功能障碍，生活质量受到严重影响。

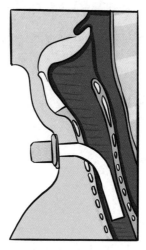

气管切开术后示意图

🧠 什么是说话瓣膜

减少气管切开相关并发症的干预措施有很多，如通过雾化等措施湿化气道、吸痰等。另外，佩戴说话瓣膜也是一种简单有效的方法。患者佩戴后能够即刻不同程度地恢复发声、言语交流等功能，同时还能提升呼吸、言语、吞咽相关康复训练的有效性。

说话瓣膜又叫"语音阀"，是一种单向通气阀装置，吸气时瓣膜打开，呼气时瓣膜关闭。由于声音是通过声带振动产生的，人工气道建立后，正常的呼吸模式消失，气流无法经过声带产生振动发声。佩戴说话瓣膜后，呼气时瓣膜关闭使上气道恢复闭合状态，上呼吸道的气流和气压得以恢复，气流重新经过声带产生振动，从而帮助患者发声。

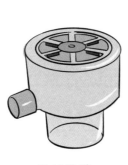

说话瓣膜

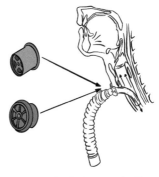

说话瓣膜原理示意图

🧠 说话瓣膜还有哪些好处

改善嗅觉

气管切开后气道与外界直接相通，经过鼻子的气息减少，嗅觉细胞长久失用会导致嗅觉下降。佩戴说话瓣膜后，患者呼气时瓣膜关闭，呼出的气体可经鼻排出，嗅觉感受器可得到重新激活，嗅觉便会有所改善。嗅觉作为感觉刺激可以促进大脑功能的改善。研究显示，嗅觉与认知功能密切相关。此外，能闻到各种各样的气味也大大提升了患者生活的幸福感。

提升呼吸功能

气管切开后，气道直接与外界相通，水分大量丢失导致气道干燥。而且气管切开后呼吸道的除尘等功能受到影响，分泌物在气道中聚集，变得黏稠且不易排出，肺部感染发生率增加。使用说话瓣膜后，患者正常的经鼻呼吸模式恢复，气体经过口鼻，可促进上呼吸道感觉的恢复，可重新通过呼吸道湿化等功能减少分泌物，也可通过咳嗽发射的重建促进分泌物经口排出。同时，因呼气时瓣膜关闭，呼气阻力增加，长期佩戴说话瓣膜可提升肺部呼气的抗阻功能，改善呼吸功能。

改善吞咽功能

气管切开后，因呼吸－吞咽循环链断裂，气道阻力减少，声门下压力减小，声带闭合不全，同时因气管套管的放置等各种原因影响了吞咽时的喉上抬、会厌反转等过程，最终导致吞咽障碍。佩戴说话瓣膜后因声门下压力增加，促进吞咽的环境重新形成，吞咽时的渗漏、误吸减少了，进而提升了吞咽的有效性和安全性。

哪些患者适合佩戴说话瓣膜	
适合佩戴的患者	不适合佩戴的患者
❶ 意识清醒的患者；	❶ 意识障碍的患者；
❷ 依赖呼吸机辅助通气的患者；	❷ 气管套管的气囊处于充气状态的患者；
❸ 神经肌肉疾病、瘫痪、颅脑外伤、慢性阻塞性肺疾病、轻度气管狭窄或气管软化、双侧声带麻痹而无明显气道阻塞的患者。	❸ 配置泡沫填充式气囊的气管套管的患者；
	❹ 气道重度堵塞的患者；
	❺ 气道有大量黏稠分泌物的患者；
	❻ 严重呼吸困难的患者。

改善心理状态

通过佩戴说话瓣膜，患者恢复了经鼻呼吸模式，部分患者可通过发声表达自我需求。这对于提升患者的交流欲望和能力、减轻心理焦虑大有帮助，同时也有利于患者以后的身心康复。

温馨提示

① 患者佩戴说话瓣膜前应先清排痰液，佩戴后产生一些闷堵感是正常的，一般几分钟后可以逐渐适应，只要指脉氧仪显示血氧饱和度在95以上即可。

② 佩戴前需要将气囊中的气体抽出，抽气前清理呼吸道痰液，在抽气时注意监测患者脉搏、呼吸频率、血氧饱和度等，观察有无呼吸困难；佩戴后观察患者是否经口、经鼻呼吸。

③ 佩戴时间不宜过长，佩戴后须有家属和治疗师陪伴，防止呼吸困难等意外发生。

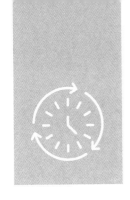

急性期卧床时
该如何摆放肢体

李先生发生脑卒中已经12天了。经过前期临床急救，现在他生命体征稳定，转介到康复医学科进行康复治疗训练。

见到治疗师时，李先生对治疗师说的第一句话就是："我的右侧身体没有一点儿力气，无法自由活动，不知道手脚该怎么放才好，每天睡觉都是煎熬。"

看来，这个手脚摆放的问题真的令李先生很沮丧。

脑卒中发生时来势凶猛，患者的手脚会在顷刻间不能自主活动，功能障碍问题给患者带来了极大的身心创伤。康复治疗的及时介入极大地促进了患者各方面的功能恢复，但是不同的恢复时期有不同的介入重点。在康复治疗早期，选择正确的摆放姿势十分重要。正确的摆放姿势不仅能让患者在舒适的体位下休息，而且能有效预防失能肢体发生关节僵硬，减轻疼痛，并能通过长时间的牵拉保持肌肉和软组织的长度，保持肌肉的柔软度和关节的灵活度。

脑卒中患者正确的肢体摆放姿势

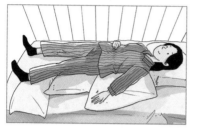

仰卧位

鼓励头部常转向患侧，将患侧肩膀、臀部以枕头垫高，使手臂前部保持在手心向上位置，手指伸直，保持足底垂直。

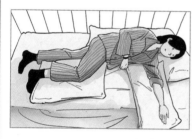 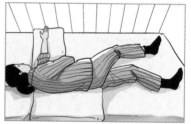

患侧卧位

① 在头、背后放枕头，将头稍往前倾，患侧前臂伸直，手掌向上；
② 患侧大腿向后伸，膝盖微弯曲，健侧腿向前弯曲并跨在枕头上。

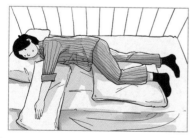

健侧卧位

① 将头放在枕头上稍往前倾；
② 患侧肩膀向前弯曲45°～90°，手肘放在枕头上，手心朝下；
③ 患侧大腿向前弯曲，膝盖与足部微弯曲并跨在枕头上。

正确的肢体摆放解决了李先生的问题，李先生心情变开朗了，睡眠质量也提高了。

对于无法独立翻身的患者，家属或陪护人员需要至少每隔2小时帮助患者翻身，以防止压疮等并发症的发生。

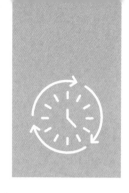

脑卒中患者如何
自己穿衣穿裤

王阿姨是典型的上海阿婆，平时家里家外都由她一人张罗。买菜做饭、打扫卫生、接送孩子上下学等，全由她来完成。然而，就是这样一个家庭重要角色，突然间生病倒下了。突发脑卒中后，王阿姨积极配合医生进行治疗，并在第一时间进行了康复训练。很快她可以自己独立翻身起床，也能在治疗师的指导下平地步行了。只是她的上肢还是没有起色，生活上的很多事情都不知道如何应对，这让一向独立的王阿姨心急如焚。她向治疗师诉说自己的困难："我的手到现在都不能动，很多事情都做不了，连自己穿衣服都困难重重啊！"

接下来，让我们一起来看看有什么好办法能够帮王阿姨解决难题吧。

偏瘫患者穿衣过程（先穿患侧，后穿健侧）

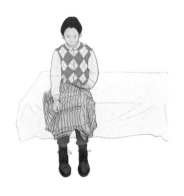

① 用健手将衣服置于腿上，理清衣服前后、衣领、袖子等。

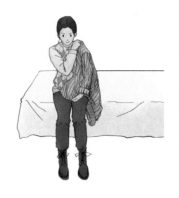

② 将患手插入同侧衣袖内，用健手将衣领向上拉至患肩处。

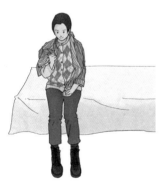

③ 用健手从颈后抓住衣领并拉至健侧肩部，再将健手插入另一侧衣袖中。

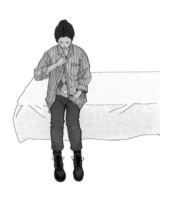

④ 用健手系好纽扣并整理好衣服。

偏瘫患者脱衣过程（先脱健侧，再脱患侧）

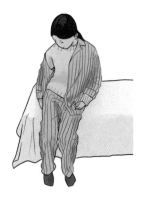

❶ 用健手解开纽扣，脱下健侧衣袖的一半，使健侧肩部脱出。

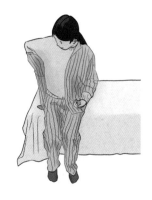

❷ 用健手脱掉整个衣袖。

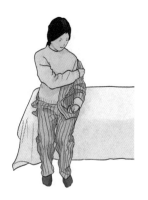
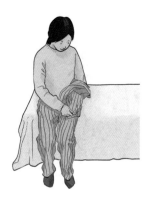

❸ 用健手脱掉患侧衣袖，完成脱衣过程。

偏瘫患者穿裤过程（先穿患侧，再穿健侧）

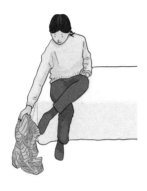

① 偏瘫患者处于坐位，将患侧下肢弯曲，放在健腿上。

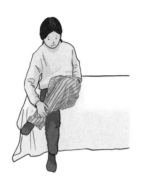

② 用健手穿上患侧裤腿，向上提拉。

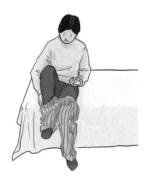

③ 放下患腿，然后穿上健侧裤腿。

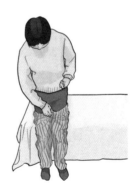

④ 站立，将裤子提至腰部，整理好裤子并系好腰带。

偏瘫患者脱裤过程（先脱健侧，再脱患侧）

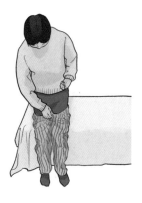

❶ 用健手将裤子从腰间脱至大腿上部。

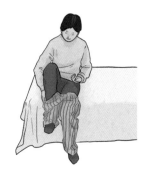

❷ 用健手脱下健侧裤腿。

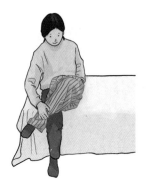

❸ 将患侧下肢弯曲，放在健腿上。

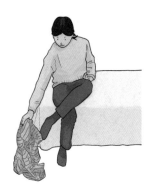

❹ 用健手脱下患侧裤腿。

经过一段时间的练习后，王阿姨现在已经能独立完成衣、裤、鞋、袜的穿脱了，无须再依赖家属的帮助。

温馨提示

在让卒中患者独立穿脱衣裤前，应对患者的平衡、认知等能力进行评定。只有在患者的平衡能力达到较高水平时才能让其独立穿脱，否则需要在家属监护下完成。在认知方面，患者应没有影响完成穿脱的视野、空间结构等方面的感觉问题及认知功能障碍。

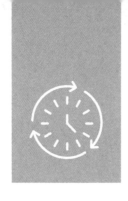

如何进行床与轮椅之间的转移

陈先生40岁，工作非常繁忙。或许平日对自己的身体健康疏于管理，陈先生年纪尚轻就得了多年的高血压，降压药也是有一顿没一顿地吃着。一天，陈先生在工作中突然失去意识摔倒在地，同事连忙将他送医救治。原来陈先生大脑中的血管破裂出血，导致他半身不遂。医生嘱咐，陈先生必须卧床直到大脑中的出血被完全吸收。

三周后，陈先生得到好消息，他脑中的出血吸收良好，可以试着坐起来了。这下可把半个多月都没离开病床的陈先生高兴坏了，他立刻想要起身去旁边的轮椅上坐一坐。可是一坐起来他就发现自己半身无力，转移起来非常困难。治疗师告诉他，有安全有效的方法可以帮助他完成这个心愿。

让我们看看有什么好办法能够帮助陈先生实现床与轮椅之间的转移吧。

床到轮椅的转移方法

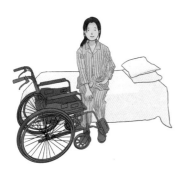

① 将轮椅放至与床平行或成 30°，刹住车闸，移开脚踏板，放于患者健侧。

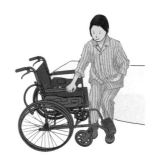

② 患者端坐于床边，健手握住轮椅外侧扶手。

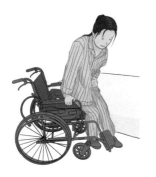

③ 患者用健手将身体支撑住并移动臀部坐到轮椅上。

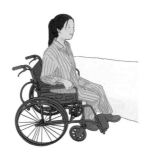

④ 移回脚踏板，将双足放在脚踏板上。

轮椅到床的转移方法

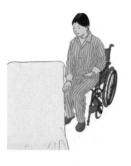

① 将轮椅推至床旁，健侧靠近床边，并且与床尽量成45°，刹住车闸，移开脚踏板。

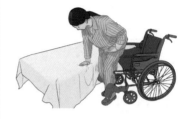

② 双足稍分开，健侧上肢撑住床面，身体前倾站起。

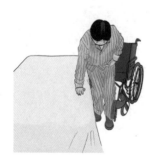

③ 站稳后以健腿为主要支撑腿，慢慢向床边转动身体。

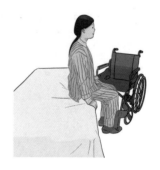

④ 调整身体位置，紧挨着床缓慢坐下，坐正。

正确的床椅转移不仅使患者在转移过程中相对安全，而且能增加患者的治疗参与度。经过一段时间的训练，陈先生已经能完成从床上坐到轮椅上的整个过程，这让他充满了成就感。

温 馨 提 示

在尝试转移前，应对患者的体能、认知等进行评定。只有在患者的平衡状况达到较高水平时才能让其进行独立转移，否则需要在帮助下转移。在认知方面，患者应没有影响完成转移的视野、空间结构等方面的感觉问题。

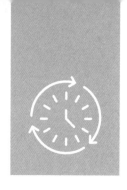

脑卒中患者走路
为什么会"画圈圈"

　　五十多岁的陈先生是一所高级中学的英语教师。平时在工作之余他喜欢阅读、喝茶、跑步，生活非常健康。这一次突发脑出血，他感到十分意外，甚至一度无法接受这个事实，情绪低落了好一阵子。好在经过家人的开解和自己的心理调节，陈先生化悲痛为动力，认认真真地开始并坚持自己的康复之路。

　　可是，又有一个新的问题出现了，他发现自己的患侧下肢向前迈步时会在地上"画圈圈"。家人有时跟他开玩笑说："你走出六亲不认的步伐啦。"陈先生对这个异常的走路姿势感到困惑，就带着这个问题请教了他的治疗师。

🧠 为什么会"画圈圈"

　　脑卒中患者走路会"画圈圈"，那是因为他们平时走路时患侧下肢处于伸直状态，当膝盖伸直很难弯曲时脚就会向内侧翻，在行走时患者就会抬起患侧的骨盆来帮助抬

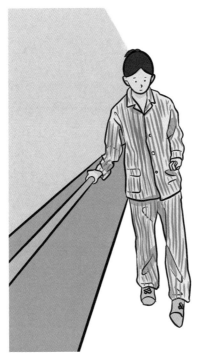

脑卒中患者"画圈圈"的走路姿势

起下肢，然后向外摆动半圈，脚的前外侧和地面直接接触，用类似于割草的姿势向前移动，这样就出现了"画圈圈"的走路姿势。

如何避免"画圈圈"

脑卒中患者由于患侧足下垂，膝关节屈曲控制不佳，从而出现了画圈步态。患者需要加强患侧髋关节、膝关节和脚踝关节的活动训练。在做这些训练时，患者可以先做健侧，体会一下整个动作的过程，然后再做患侧的练习。

针对画圈步态的活动训练

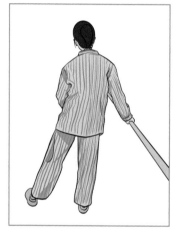

❶ 站立位外展患侧下肢。

TIPS：每个动作以10次为一组，每次可以做2～3组。患者可以视自身情况和体力来完成。

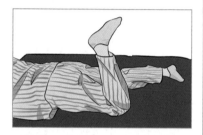

❷ 俯卧位做膝关节屈曲训练。

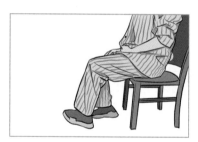

❸ 站立位或坐位做脚背向上抬起动作。

在平时走路时，患者一定要注意适当弯曲患侧膝盖，就能避免这个不良姿势。陈先生听取了专业意见后，加强了对于患侧髋关节、膝关节和脚踝关节的活动训练，在走路时时刻注意自己的膝盖，提醒自己什么时候该伸直什么时候该弯曲。经过一段时间的纠正，他的行走姿势明显好转，"画圈圈"步态逐渐消失了。

现在，陈先生不仅走路越来越稳，而且还开始练习起慢跑了。他感叹道："真没想到啊，我以前连走路都走不好，如今居然还能继续跑步。康复训练真好，帮助我重回正常的生活轨道！"

温馨提示

在认知、视野方面有障碍的患者，步行时需小心谨慎，防止跌倒。

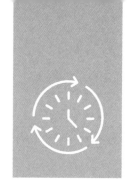

脑卒中后记忆力下降、注意力无法集中怎么办

自从发生脑卒中后，王阿姨觉得现在的自己和从前不一样了。从前的她做事条理清晰，面面俱到，现在的她经常忘记要吃药，想看电视时不知道遥控器放在哪里，出门散步会忘带钥匙，也记不住女儿的电话号码。

更要命的是，原来酷爱阅读的她现在无法集中精力看书了，经常会出现注意力不集中的现象。这一系列的问题严重影响了王阿姨的生活，一直困扰着她。

王阿姨的状况在卒中患者中较为常见。由于脑卒中可能引起脑部海马回、额叶、颞叶等部位的组织损伤，导致很多患者都会出现记忆力下降、注意力分散等现象。那么，有哪些有效方法可以帮助患者解决问题呢？

🧠 如何进行针对性的记忆力训练

❶ 如果经常忘记要做什么事，患者可以根据自己的需求定

下闹钟给予提醒。

❷ 在找不到自己的日常物品时，患者可以试着用"倒叙法"来记忆，就是用按事情的发生步骤逐步向后推的方式来回忆一件事，帮助找寻日常物品。

❸ 对于出门容易忘带钥匙等随身物品的情况，患者可以通过关键词记忆法来帮助记忆。比如在出门时说一句"伸手要钱"："伸"指"身份证"，"手"指"手机"，"要"指"钥匙"，"钱"指"钱包"。

❹ 对记一长串数字有困难的患者，可以用"****""****""****"的分段式记忆方法来提高记忆效率。

🧠 如何进行注意力训练

对于注意力分散问题，患者可以进行视觉追踪训练、删字作业、听觉注意和静坐放松训练，加强注意力的稳定性。

学会了这些专业的方法后，王阿姨遗忘的事情渐渐变少了，日常生活所受的不良影响也慢慢变少了。

8888888688888888888

8888688888888888

888888888888688888

BBBBBBBBBBBPBBBBB

BBBBBBBBBPBBBBBBBBB

BBBBBBBBBBBBBBPBBB

删字作业（在一堆形式相似的数字、字母中，让患者划去数字6与字母P）

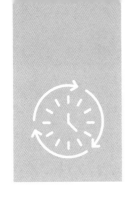

为什么康复过程中
会肩痛

发生脑卒中后，诸葛大爷在康复医院接受了一个周期的治疗，效果显著：从刚来时完全卧床的状态，到如今已经能独立转移到轮椅上，保持稳定坐位1小时了。出院时，他的治疗师小朱鼓励他再接再厉，争取下次见面时能更健康。诸葛大爷笑着向小朱保证，自己会保持现在的康复状态，争取更大的进步。

两周后，当诸葛大爷再次来见小朱时，他的样子却令小朱吃了一惊：诸葛大爷愁眉不展、萎靡不振地缩在轮椅里，抱着自己的手臂，看起来并没有实现他临走时定下的目标。

原来，诸葛大爷被肩痛严重困扰。这两天，疼痛已经发展到了让他夜不能寐的地步，所以他的精神状态才会如此差。一开始，诸葛大爷会很认真地完成小朱给他布置的训练作业。后来因为肩痛，他便无法坚持，有时候就随便双手交叉举几下了事，康复进度反而停滞了，这让诸葛大爷很是郁闷。

此外，由于肩痛，诸葛大爷在床椅转移时常常感到自己没办法维持平衡，有几次一站起来就疼得不行，所以也渐渐放弃了第一周期在医院学会的独立转移技能，改为让护工阿姨扶抱转移的方式。自开始扶抱转移以来，诸葛大爷的肩痛也是一天甚过一天，他觉得自己已经到了崩溃的边缘，这次来医院就是想让医生和治疗师救救他的肩膀。

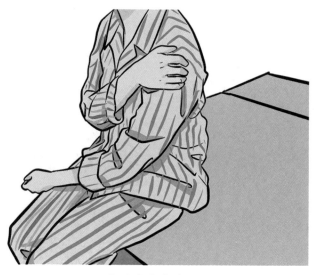

脆弱的偏瘫肩

🧠 为什么会出现肩痛

肩关节的客观特性

我们的肩关节是一个非常灵活但缺乏稳定性的关节，脑卒中发生后，患者肩关节周围的肌肉有的由于瘫痪变得松弛，有的由于肌张力异常而变得紧张，这一松一紧，让本来就不稳定的肩胛骨下沉、后缩，从而使肩关节中一些脆弱的组织在活动中受到了挤压甚至损伤，这就是肩痛的原因之一。

错误的运动方式

诸葛大爷在家自行训练时，一些错误的动作和活动都加剧了肩部的疼痛。比如出现肩痛后，他为了应付康复训练，自行双手交叉强行练习上举，在这个过程中没有很好体会和控制肩胛骨的位置，导致疼痛组织继续不断受到挤压，肩痛就进一步恶化了。

错误的护理方式

诸葛大爷新请的家庭护工没有接受过康复照护培训，在扶抱他时经常牵拉他的上肢，肩关节被重力拉拽，这也

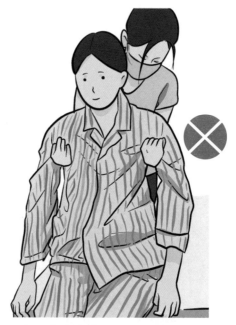

扶抱脑卒中患者时，不要拉扯患者
的上肢，以免加重患者肩部的疼痛

加剧了疼痛。而诸葛大爷自己平时在进行翻身等活动时，
也没有注意稳定住自己的肩关节。

这些原因的叠加，才导致了诸葛大爷如今无法承受的
肩痛。

🧠 如何防止肩痛

日常生活中要注意患肢的摆放方法

患者坐位时应尽量将患侧肢体放置在平面上以获取支撑，这些平面包括面前或侧方的桌面、放在患者腿上的较厚的枕头、座椅扶手。

如果患者坐在轮椅上，则可以利用用具为患肢提供支撑，包括加宽的轮椅扶手、轮椅小桌板、放在患者腿上的厚枕头。

避免错误的照护动作

家属或照护者辅助患者时，应避免以下动作：

❶ 从患肢远端（如手腕、手指等位置）抬起患者的上肢。

❷ 直接从患者腋下抱起患者。

❸ 为患者翻身时，将患者的患肢放在患者身体后面。

正确的做法应该是：

❶ 双手抬起患者手臂，一只手位于患者肘关节以上位置，另一只手位于患者腕关节处。

❷ 扶抱患者时，抱住患者的腰或者扶住患者两侧肩胛骨。

❸ 为患者翻身时，先将患肢移到患者身前再进行翻身。

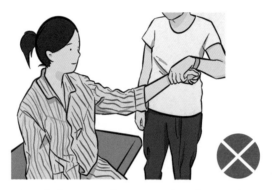

错误的手法：从患肢远端（如手腕、手指
等位置）抬起患者的上肢

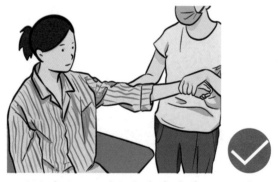

正确的手法：双手抬起患者手臂，一只手位
于患者肘关节以上位置，另一只手位于患者
腕关节处

学习良肢位摆放方法

重新学习良肢位摆放的方法（具体方法可参见本书第
72页相关内容），尽量使患者的夜间睡眠不再被疼痛困扰。

缓解焦虑情绪

疼痛使患者无法像从前那样自信地进行床椅转移，这也会影响他之后的站立平衡以及对走路等新技能的学习。所以，重新建立患者的康复信心是第一步。

温 馨 提 示

冰冻三尺非一日之寒，倘若诸葛大爷和他的家属一开始能更在意一些细节，可能之后的问题也不会愈演愈烈，他们不必花费更多的时间解决节外生枝的问题。希望这个故事能使您和您身边的人开始重视对肩关节的保护，开始重视脆弱的偏瘫肩。

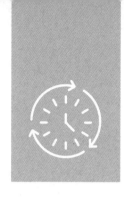

为什么看东西
看不全了

　　老刘是一位地地道道的农民，他在田间地头忙活了大半辈子，用他那勤劳的双手养活了一家四口，也让生活越来越好了。然而在73岁这一年，老刘突发脑卒中。儿女希望他更快地好起来，回到原来的生活，就让他住进康复医院进行进一步治疗。在康复医院，护士小王经常发现老刘的爱人一个人蹲在墙脚吃白米饭。

　　"阿姨，您为什么总是吃白米饭呢？"小王好奇地问道。看护士问起，老刘的爱人才道出了原委："护士啊，你是不知道，我老头儿种地一辈子，谁知道被这个病害了。以前他是一粒米掉在地上都要捡起来吃的人啊，现在竟然挑食了，碗里的饭只吃一半，剩下的一半就再也不动，手一推他就不管了。我是舍不得呀，只能我来帮他吃。他生病了挑食我也能理解，但他也不能这样糟蹋粮食，我想想就难过……"

　　听了老刘爱人的描述，小王觉得这件事不只是挑食这么简单，应该是卒中患者常见的偏侧忽略现象。当天吃晚饭时，护士就和老刘爱人一起观察老刘吃饭。果然，老刘又只把自己健侧的饭吃完，留下了患侧的饭一动也没动。小王站到老刘的患侧，提醒他还有一半饭没吃并且指导他转转脑袋看看是不是还有剩下的饭。这个方法果然有效，老刘意识到自己少吃了一半饭，就把剩下的米饭都给吃了。老刘的爱人见状可高兴坏了。此时，老刘说了一句话，大家都乐了："怪不得我天天感觉吃不饱呢，原来老是只吃半碗饭啊！"

在医生、护士、治疗师的努力和老刘不断的自我提醒下，老刘出院前终于基本纠正了偏侧忽略问题，他的爱人再也没有为他的"挑食"烦恼了。

什么是偏侧忽略

偏侧忽略是患者卒中后常见的一种视野受限现象，简单而言就是患者只能注意到自己健侧的事物，而忽略了患侧的事物。有些患者还会反映自己在患侧看到的物体都蒙着一层薄雾，像毛玻璃一样。

偏侧忽略有什么危害

偏侧忽略造成的比较直接的问题往往是吃饭只吃一半、胡子只刮一半等。还有一些潜在的危害，很容易被照护者忽视，而这些容易被忽视的危害往往更加严重。比如，一些患者会意识不到自己患侧的视、听、触等感觉，走路时撞到物体、无法感知从患侧发出的警告，从而造成安全隐患。又比如，一些患者根本意识不到自己患侧肢体的存在，对训练采取懈怠、漠视的态度，从而对康复进程造成很大的影响。因此，患者家属和照护者在平时应当仔细观察卒中患者的一些细节表现，发现患者有上述类似情况时要及时告知康复治疗师和医生，寻求专业帮助。

如何应对偏侧忽略

作为家属，应该协助治疗师和医生提醒患者注意患侧，也可以经常在患者患侧讲话、拍打或在患者患侧放置颜色鲜艳的物体，从而加强患侧的听、视、触觉刺激输入，让患者将注意力转移到自己的忽略侧来。

温馨提示

战胜偏侧忽略的过程是漫长而缓慢的，家属和照护者应该给予患者更多的包容及鼓励。此外，与偏侧忽略相关的安全隐患也需要照护者时刻警惕。

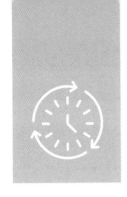

为什么肢体
总和我"对着干"

　　老李在脑卒中后一直坚持康复训练，在自己的努力和康复治疗师的指导下，他已经度过了恢复早期，原本软绵绵的肢体逐渐有力起来，老李对此非常高兴，更加满怀信心地训练。然而，就在老李加紧训练时，新的问题出现了。

　　老李发现，自己虽然能做一些原本做不了的动作，但是每当一些动作做出来时，肢体就会被"卡住"，空气中仿佛有一双无形的手在和自己的肢体"对着干"。比如老李想要伸直手臂，但他一用力手臂反而弯曲起来，而且越是急着用力胳膊肘越是弯得厉害，几次用力之后甚至拽都拽不开了。这让老李有些苦恼——究竟是谁在和我"对着干"？原本认为的只要拼命练习就能有所成效的康复训练，是不是就此搁浅了呢？我该怎么解决这个问题呢？带着疑虑，老李请教了自己的治疗师。

其实，这不是有人在和老李对着干，而是脑卒中后患者常出现的一种症状——肌肉痉挛。

为什么会发生肌肉痉挛

脑卒中是中枢神经系统受损的疾病，肌肉张力异常是中枢神经系统受损的常见症状。当肌肉张力增高时，患者在运动时会感觉到活动的阻力增加，或感到肢体比较沉重。如果他人去活动这部分肢体，会发现需要非常用力才能将其活动开，就好像老李描述的和他"对着干"的状态。

肌肉痉挛是一种速度相关的肌张力增高现象。也就是说，当患者的肢体越被快速地活动，那么"对着干"的感受就会越强烈，这也是老李越是猛烈地活动手臂，他就越难以活动开来的原因。

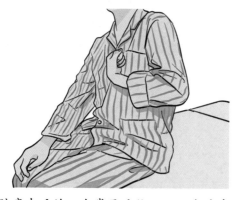

肌肉痉挛是一种非常常见的脑卒中后症状。引起痉挛的因素有很多，日常生活中，患者会因为疼痛、学习新

脑卒中后的一个常见症状——肌肉痉挛

技能、害怕跌倒、活动完成得过于匆忙，甚至受惊、与陌生人交谈等情况而发生肌张力增高。老李现在处在优质的康复治疗环境中，身边的治疗师和医生会帮助老李改善痉挛症状，同时帮助老李避免因为额外因素而产生肌肉张力异常升高的情况。

如何解决肌张力紧张的问题

痉挛可能会持续一段时间，毕竟这是脑卒中后的一个常见症状。最简单的预防肌肉痉挛的方法就是不再以自己的方式费力运动，而是遵照治疗师和医生教授的方法做动作，让不会导致肌张力增高的运动方式成为日常活动习惯，这样才能避免肌张力的进一步异常升高。

避免肌张力进一步升高的方法		
1	**2**	**3**
加强良肢位摆放，避免引起肌肉痉挛的体位（相关内容见本书第72页）。	避免寒冷对肢体的刺激，可用温热毛巾热敷、加强保暖等方法缓解肌肉痉挛。	养成自主或者辅助牵引的习惯。

　　当出现痉挛时，首先应接受医生、治疗师等专业人士的指导，进行专业的训练。其次，某些姿势和体位可减轻肌肉痉挛。

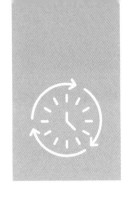

脑卒中后手抖
怎么办

　　热爱摄影的老杨摄影技术一流，但就在老杨退休后继续发挥摄影专长时，意外发生了。一次小脑出血打乱了老杨的计划，迫使老杨住院进行康复治疗。

　　住院期间老杨一直牵挂着摄影，但由于上肢功能障碍，老杨很久都没有机会碰相机了。

　　一天，康复科里组织了一次医患联欢会，需要医患合作表演节目，也需要摄影留念。这令老杨欣喜万分，他觉得这是自己患病后再次拿起相机的好机会。但当他捧起相机，用眼睛对准目镜，用手指去按快门时，奇怪的事情发生了：老杨觉得自己的双手根本无法稳住相机，自己习以为常的动作，竟然在生病一个月后无法完成了。在勉强按了几张照片后，老杨确信自己的摄影技术不行了：几张照片拍出来都是模模糊糊的，根本看不清拍的是什么……

　　会后的老杨非常沮丧，他向自己的作业治疗师诉苦："看来这场病要让我拍不了照了……"

了解了事情的来龙去脉后，治疗师给了老杨专业的解答："您想得太悲观了。这种情况在小脑出血患者身上是很常见的，是可以通过康复训练改善的。"

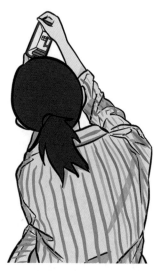

上肢震颤，相机无法对焦

🧠 "抖动"是怎么发生的

　　老杨的手抖在医学上被称为共济失调，具体表现为肢体活动笨拙或不协调。有些患者会出现下肢协调性问题，从而导致平衡功能障碍；有些患者言语功能出现不协调，表现出口吃、语速变慢等症状。老杨的症状主要表现为上肢无法随意运动，所以才会因为震颤而拍出"高糊"照片。

如何应对这种状况

针对这种症状，主要应集中训练肢体的协调性。不过，协调是对运动时的肌肉力量、活动范围、速度等一系列内容成功控制的结果，可能需要接受较长时间的训练才能完全康复。通常治疗师会采用以下方法指导患者进行锻炼：

1. 进行上肢关节稳定性训练，利用球、滚筒、悬吊绳等不稳定的物体加强患者上肢肩、肘、腕等关节的稳定性。

2. 增强患肢的运动控制能力，通过目标和轨迹的追踪、跟随活动，提升患者对患肢的主动运动控制能力。

3. 结合日常的精细活动，如用勺子舀物、用夹子夹物、捏卡片等，让患者通过具体而有意义的活动进行上肢功能的训练，在大量重复动作中获取协调性。

4. 将复杂的动作拆分成简单的分步动作，使患者在下意识时也能够准确掌握。

两个月后，出院的老杨给康复治疗室送来了一本影集，内容是他在医院康复期间的所见所闻。封面和封底上的两张照片质量相去甚远——一张"高糊"一张"高清"，但都出自老杨一人之手。老杨说，这套影集能体现他战胜共济失调、解决协调性问题、重获"稳定"双手的历程，也希望能鼓励所有的卒中患者坚持康复训练，争取早日重获健康。

温 馨 提 示

　　共济失调常常表现为肢体活动笨拙或不协调，影响患者的进食、洗漱、书写、步行等。专业的康复训练可以对共济失调有很好的缓解作用。

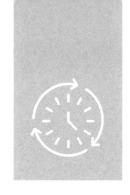

脑卒中患者的居家环境该如何改造

　　司马老人最近不幸罹患脑卒中，出行必须依赖轮椅，但出行之路却一度障碍重重。

　　首先，司马老人家的大门特别窄，而且还装有2cm高的门槛。司马老人的老伴腰腿有旧疾，所以每次推司马老人出门都十分吃力。其次，即使出了家门，司马老人夫妇也会遇到新问题：大楼大门和外界地面之间有几级台阶，这让司马老人的轮椅出得了房门出不了楼门。而老人家里的环境也令人担忧。有一天晚上，司马老人起夜急着上厕所，匆忙间踢到了走廊里的杂物，差点儿绊倒。而厕所里的马桶两边没有扶手，司马老人独自坐下时也曾险些摔跤。

　　司马老人的儿子了解了父亲的情况，希望为父亲改造居家环境，为此他特地请教了医院的作业治疗师。

　　在作业治疗师的建议和指导下，司马老人的居家环境的安全性和便捷性得到了提升。具体的改造方法如下：

🌰 居家大门和门厅如何改造

　　偏瘫患者下肢活动不便，有的甚至需要驱动轮椅代步，如果想要外出散步或购物，沟通内外的门厅处的结构和设施可能会成为一道屏障。对于使用轮椅的患者，门厅应该符合以下标准：

❶ 家庭内适合轮椅进出的大门净宽应不小于90cm，可通过去除门框、改装成移门等方法增加大门净宽。

❷ 高于1.2cm的门槛两侧应改装为斜坡或直接将门槛去除。

❸ 清除门厅的杂物，使门厅尽可能宽敞，以利于轮椅周转。

🌰 怎样改造斜坡，才能适合轮椅行驶

❶ 斜坡坡高（高：长）比例至多为1：12；斜坡宽不小于90cm。

❷ 如果坡高比例大于1：15，患者推行轮椅时会因为坡长较长而容易疲劳，故此类斜坡的坡顶、坡底、坡中每9m必须设置一段水平通路作为缓冲，这段通路应与坡道同宽，至少长1.5m。

❸ 长于1.8m的斜坡应该在两侧设置扶手，高度在76～90cm之间。

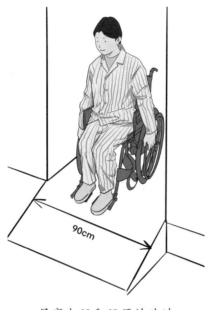

居家大门和门厅的改造

❹ 出于安全考虑，斜坡面应该用防滑材料建造。

卧室应该如何改造

卧室内的通风情况、卧室与厕所的距离、床铺与卧室入口之间的距离、卧室空间大小需要根据患者的生活习惯进行相应的调整。

❶ 患者经常使用的室内地面应尽量保持整洁和平坦，尽量去除地毯等造成地面不平的物品。

❷ 患者的床不宜太高，床的高度应在40～45cm之间，以

方便患者上下床，也方便照护者提供帮助。

❸ 卧室内应该有充分的收纳空间，不要将物品堆积在地面上，以免妨碍患者活动。

❹ 还应该安装地灯，保证夜间照明充足。

❺ 考虑到老年人起夜、二便控制不良等问题，有条件的住户可以考虑将老年人的卧室移至距离厕所最近的房间，并将床至卧室入口的距离控制在6～10步范围内。

🧠 家中的厕所应该如何改造

患者每天使用厕所的频率很高，如果因为安全问题无法自如使用厕所，那可能会导致许多其他的心理或生理问题。对厕所的环境改造有助于患者轻松而独立地解决排泄问题。脑卒中患者使用的厕所，应符合以下标准：

❶ 出于出入和照护的需要，厕所应该尽量宽敞。

❷ 厕所的门应便于开关。

❸ 应在坐便器两侧安装高70cm的水平扶手，也可以在一侧墙壁上安装高140cm的L形扶手，扶手可用防滑涂料包裹以保证安全。

❹ 坐便器高度根据轮椅而定，一般为38～48cm。

❺ 如果患者排泄后不方便清洁，可以安装自动冲水洗净装

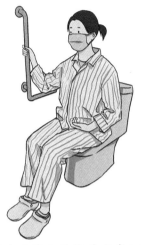

厕所里应安装水平扶手或者L形扶手

置和热风干燥装置。

⑥ 坐便区域附近可设置储物空间，方便放置清洁用具和助
便设备、药物。

🧠 洗浴区域应该如何改造

一般家居设计中，洗浴区往往和厕所同处一室，而患
者在洗浴区发生跌倒事故的概率比在厕所要高得多。因此，
对于洗浴安全的考虑一定要非常充分：

❶ 洗浴区要足够宽敞，有利于照护者为患者提供必要的照
顾和帮助。

❷ 地面瓷砖越小越好，用越小的瓷砖铺的地面越不容易让

人滑倒。

③ 浴缸或淋浴间出入口处的地面应该放置防滑垫。

④ 使用浴缸的家庭，应尽量选用浅一点的浴缸，因为浴缸越浅出入越方便。对实在不方便出入浴缸的患者，可以在浴缸边放置转移台或椅子进行过渡，也可以使用浴缸搁板坐位洗浴。

⑤ 浴缸周围或淋浴间内部墙壁上应该加装扶手（标准参见第112页坐便器的改造相关内容）。

⑥ 使用淋浴间但无法长时间站立的老年人可以使用洗浴椅坐位洗浴，标准洗浴椅高43～45cm。

温馨提示

　　居家环境在脑卒中患者的生活中发挥着非常重要的作用，对于患者及其家属的日常生活也会有很大的影响。无障碍的居家环境能让脑卒中患者参与更多患病前习以为常的活动。

　　无障碍环境改造不仅要符合患者的需求，也要考虑其他使用者的需求，不能在给患者提供便利的同时造成他人的不便。

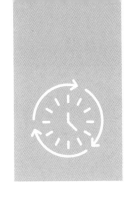

脑卒中患者如何
找回丢失的感觉

脑卒中患者李伯伯出院后一回到家，就想给自己好好洗个脚。他走进浴室打开了水龙头，试了试水温，觉得正合适，于是他怡然自得地用"温水"对着自己的偏瘫脚冲洗了很久。洗完了偏瘫脚，他开始冲洗自己的健侧脚，一碰到水，他就被烫得直咧嘴，低头一看，发现刚刚冲洗的偏瘫脚已经被烫出了水泡，而自己竟然毫不觉察！

脑卒中患者王阿姨出院后开始尝试给家人做饭，虽然不如生病前那么灵活，要比以前花更长时间，但她终究还是完成了为家人烹饪午饭这项活动。她兴奋地端着饭菜递到女儿面前，女儿却紧张地指着她的手关切地问道："妈妈，你的手怎么流血了？"王阿姨低头一看，才发现自己的偏瘫手上有一道新鲜的大口子。回忆了半天，王阿姨才想起来伤口应该是自己刚才在剥虾时被虾壳划伤的。

脑卒中患者张大爷去超市买东西也遇见了一件烦心事：在结账时，收银员告诉他一共20块1毛钱。他想起来自己正好有1角零钱，赶紧用偏瘫手在钱包里找。可是他掏了半天，都没法在一堆1元和5角的硬币里辨别出1角硬币。收银员和后面排队的顾客等得不耐烦，一直催他快一些。无奈的张大爷最终只能垂头丧气地让收银员找了他9角硬币，懊恼地离开了超市。

李伯伯、王阿姨和张大爷的经历在脑卒中患者中很常见，我们把这类问题称为"感觉障碍"。

什么是感觉障碍

感觉是人类非常重要的功能之一。人类对疼痛、温度等的感觉称为保护性感觉，能帮助我们远离危险、感知伤害。对位置、动作等的感觉称为本体觉，能协助我们感知自己肢体的位置，从而准确地向目标运动，稳定地完成活动。对物体质地、形状等的感觉称为物体辨别觉，它能让我们知道自己在接触什么东西，从而快速找到物体。

研究显示，60%的脑卒中患者的患侧肢体会出现保护性感觉、本体觉和物体辨别觉的障碍，这往往会造成皮肤损伤和能力缺失（平衡、抓握、操作等能力的缺失）两方面的问题，这两大问题的后果都是非常严重的，可出现如下问题：

皮肤损伤 就是使患者的偏瘫侧皮肤出现损伤，就像上面故事中的李伯伯和王阿姨一样，如果患者还有糖尿病、皮肤炎等基础疾病，那就会引起更严重的后果。

能力缺失 像上文中的张大爷那样，可能会影响平衡功能、抓握能力、物体操纵能力、技巧学习能力等。

如何找回丢失的感觉

感觉是人体感知外界的一件重要的工具，发生感觉障碍就像我们丢失了这件工具，康复治疗能够帮助我们找回这件工具。大量的动作训练、感觉输入等方法被称为感觉再教育，是我们找回感觉的一种重要方法。

在医院，治疗师会根据患者的运动和认知能力，对脑卒中患者进行相应的感觉再教育训练。为了避免枯燥，治疗师还会结合患者的兴趣爱好和日常生活，为患者设计兼顾趣味性和治疗性的治疗活动，帮助他们找回丢失的"工具"。这些方法包括：

❶ 为患者提供拍打、摩擦、冷热交替等刺激。

❷ 指导患者主动触摸不同质地、表面、重量、温度的物体，让他们感受接触不同触感物体时的不同感觉。

❸ 指导患者做一些日常生活活动，如洗手、拧毛巾、洗衣服等，使患者接触到不同物体、感受到不同感觉，在重复活动和接触中提升感觉能力。

温馨提示

　　感觉障碍会给患者的日常生活带来一些危险，需要患者本人和家属注意。比如对于温度感觉不敏感的患者，家属需要留意用水时的水温，也要让患者尽量远离热源，避免烫伤。而家中的尖锐工具也是容易造成感觉障碍患者受伤的物品，应将其放在安全区域，或避免患者独自使用。扶抱、转移患者时，也应注意患者的肢体是否会与坚硬物体磕碰、摩擦等，以免造成新的损伤。

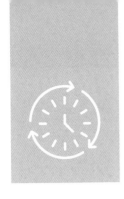

脑卒中患者
如何选择手杖

在一次脑卒中后，高先生成了偏瘫患者，当他终于能够下地走路时，治疗师小陈建议他选购一根手杖作为辅助步行器。

心急的高先生为了能早日走路，当着小陈的面在网购软件的搜索栏中打入"手杖"两字。面对五花八门的手杖，高先生挑得头都大了："这些手杖怎么有的一条'腿'，有的四条'腿'？我究竟该选哪一种呢？"

如何选择一根适合自己的手杖

所有辅具的选择都没有最优解，就像选用筷子一样，你无法界定四棱筷子和六棱筷子哪个更好，手杖的选择也是如此：只有适合自己的才是更好的。所以，在下面的内容中，我们会尽可能地列出每种手杖的优势和劣势，你可以结合自己的病情选择合适的款式。当你无法决断时，也可以咨询专业的康复治疗师。

标准手杖

优点：价格便宜，使用起来也比较简单，单足设计使其不会占用太多的空间；当不需要手杖时，可以借助手柄将其挂靠在桌沿或椅背上。

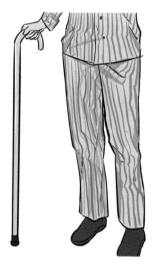

标准手杖

缺点：无法调整高度，无法适应不同患者的身高，即使是同一个患者穿不同鞋底厚度的鞋子也会影响其使用。此外，使用时标准手杖的支撑点会前置，这使得患者的重心必须在手杖每次接触地面时都有一次大范围的向前移动，因此标准手杖也是最不稳定的手杖之一。

适用人群：结合以上优劣势，标准手杖适合平衡能力相对较好的成年偏瘫患者使用，而且应专人专用。

可调节手杖

优点：可调节手杖的一大优势是可以快速调节手杖的高度，操作也比较简单。而由于可以缩短长度，其收纳起来也比标准手杖更加灵活，可以在更小的空间存放。中空的杖身使它普遍比标准手杖要轻便很多。

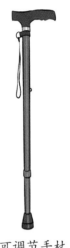

缺点：功能的增加带来的是价格的提升（一般情况下，功能越多的辅具价格越昂贵）。标准手杖因为支撑点前置而造成的不稳定也没有在可调节手杖上得以改善。

适用人群：可调节手杖更适合平衡能力相对较好的偏瘫患者使用。由于可调节高度，可调节手杖可供多人共用，也可以适应患者不同鞋底厚度的鞋子。

可调节手杖

可调节偏置手杖

可调节偏置手杖又称为"天鹅颈"手杖，名称来源于其弯曲上半部分的杖身。材质和附件与可调节手杖基本一致。

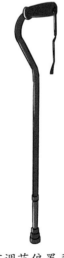

优点：天鹅颈手杖拥有可调节手杖的所有优点，还改正了前两种手杖共有的缺点，也就是稳定性的问题。由于上半部分杖身的偏置，其在被患者使用时支撑点始终处于手掌的正下方，患者步行时不必每次都大范围向前移动重心，因此稳定性

可调节偏置手杖

要比前两种手杖高得多。单足的设计也使患者有较大的步行节奏调整自由度。

缺点：功能强化带来了价格提升，但瑕不掩瑜。

适用人群：天鹅颈手杖应当是偏瘫患者恢复后期，尤其是平衡能力明显改善后外出长途步行的较优选择。

四足手杖

优点：四足手杖和其他几种手杖最大的区别在于其有一个四脚底座，且底座大小有不同的尺寸。这个四足底座不仅给手杖本身带来了良好的稳定性，也让使用者时刻把手杖的支撑中心控制在手掌正下方，安全系数大大提升。市面上一般的四足手杖都能快速调节高度，能适应不同身材患者的需求。

缺点：重量的提升、步行速度的减慢都是四足手杖的缺点，尺寸过大的底座还会给爬楼梯带来困难。因此，偏瘫患者一定要结合自身的体能状况以及步行模式，在治疗师的指导下选用四足手杖。

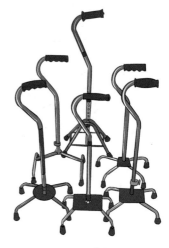

四足手杖

适用人群：治疗师通常会推荐恢复早期且平衡能力较差的偏瘫患者使用四足手杖。

各种手杖的优缺点对比

类型	优点	缺点	适用人群
标准手杖	价格便宜，操作简单，收纳方便	无法调整高度，最不稳定	平衡能力相对较好的成年偏瘫患者
可调节手杖	可以快速调节高度，操作简单，收纳灵活	价格提升，不稳定	平衡能力相对较好的偏瘫患者
可调节偏置手杖	有可调节手杖的所有优点，稳定性更强	价格提升	处于恢复后期的偏瘫患者
四足手杖	有良好的稳定性，能快速调节高度	重量提升，使患者步行速度减慢	处于恢复早期且平衡能力较差的偏瘫患者

如何将手杖调节到最合适的高度

在调节高度之前，使用者要先手握手杖手柄，将手杖置于同侧足尖的斜前方，使手杖底部（四足手杖的底座中心）位于距鞋尖外侧15～20cm处。然后调节手杖高度，调节时需要观察使用者的肘关节屈曲角度，当达到20°～30°时即调节完毕。此时使用者挂杖的上臂可以通过手杖舒适、安全地支撑大部分体重，完成步行动作。

两个步骤轻松将手杖调节至合适高度

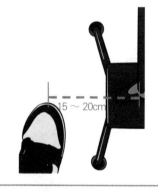

15～20cm

① 使用者要先手握手杖手柄，将手杖置于同侧足尖的斜前方，使手杖底部（四足手杖的底座中心）位于距鞋尖外侧15～20cm处。

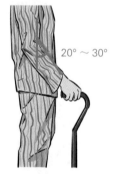

20°～30°

② 然后调节手杖高度，调节时需要观察使用者的肘关节屈曲角度，当达到20°～30°时即调节完毕。

温馨提示

　　不是把手杖买回来就一劳永逸了。随着使用者病程的进展，手杖的尺寸和使用方法会发生变化，患者和家属一定要记得及时与治疗师沟通，及时更新手杖。

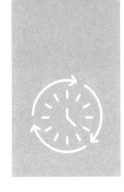

什么是
康复机器人

张阿姨是料理家务的一把好手，退休后的生活忙碌而快乐。然而一次意外打乱了张阿姨的生活。在一次买菜回家途中，张阿姨突发脑卒中，还摔伤了腿。经过抢救，张阿姨脱离了生命危险，可是一侧身体却变得"力不从心"了。张阿姨天天唉声叹气，来到了康复医院进行康复治疗。

来到康复医院，张阿姨发现这里有不少新奇的电子设备，有的只要用来"玩玩游戏"就能帮助患者完成康复治疗，有的就像真人一样会引导患者做动作，有的甚至可以支持瘫痪的患者重新站起来走路。康复科的医生和治疗师评估了张阿姨的病情，制定了详细的康复计划，其中就有用到这些设备的康复训练。

经过一年规律而科学的康复治疗，张阿姨终于重返家庭，又可以和小外孙女一起玩耍了，张阿姨的脸上又有了笑容。

🧠 什么是康复机器人

康复机器人是一台机械电子设备，如果这台设备接触了患者的身体，对患者做出一些保护、引导、阻碍的训练操作，那它就可以说是康复机器人了。

康复机器人长得形态各异，上肢康复机器人大多放置在桌面上使用，主要针对肩关节疾病（如肩袖损伤和肩关节粘连）和由神经损伤（如脑卒中）导致的上肢运动功能障碍。

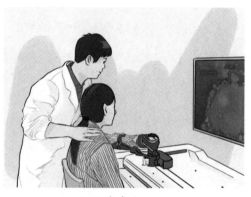

上肢康复机器人

下肢康复机器人需要对患者进行更多保护，可针对膝关节疾病（如膝骨关节炎、膝关节韧带损伤、膝半月板损伤）、踝关节疾病（扭伤、韧带损伤）以及神经疾病（脑卒中、脊髓损伤）造成的下肢运动障碍进行训练。

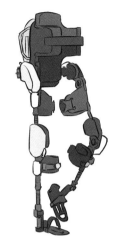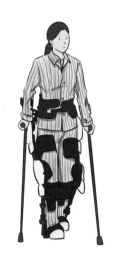

下肢康复机器人

世界上第一台康复机器人诞生于30多年前，经过多年的技术改进和临床应用，现在康复机器人已经具备了大规模临床推广的基础。还有一些康复机器人是专为家用而设计的，它们的体积更小，使用方法更加简便。

康复机器人有什么优势

首先，机器人不会疲劳。由它来提供重复的发力，无论做多少次运动都不会劳累。这样治疗的效率和准确性都会提高。其次，机器人能记录很多数据。这样才能告诉康复团队，患者的运动能力是否有进步，方案需不需要调整。在这个信息时代，一切都有据可依，这样才让人放心。最后，机器人提供的训练方案能够因人而异。如果动作太容易，那就把阻力加大，使任务变难。如果动作太难，患者无法完成，那就把要求降下来，让治疗循序渐进。

　　未来，使用康复机器人不应当是一门高深学问，康复机器人应该像智能手机一样成为尽人皆知的工具。面对这种技术，患者不再是无奈的"被动就医者"，而是会去主动寻找最适合自己的康复治疗方法的"主动就医者"。

温馨提示

　　针对运动障碍的康复训练不能着急，患者既要配合康复团队做治疗，还要考虑改变日常的姿势和运动习惯。未来，康复机器人也可能进入家庭，帮助患者消除运动障碍。

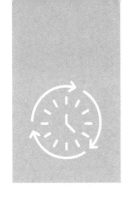

脑卒中患者如何进行职业康复

王女士是一位脑卒中恢复期患者，在患病之前她是一名国企员工。经过一段时间的康复治疗，她在生活上已经能够完全自理。因此，作为家中的顶梁柱，她想尽快回归自己的工作岗位。

得知王女士的需求，她的作业治疗师决定为其做职业康复。

什么是职业康复

职业康复就是通过与工作有关的康复手段，使患者或伤病者就业或再就业，从而促使他们回归社会。具体来说，职业康复指通过强化患者的能力，发展他们的潜能，并与社会各界协作，创造平等就业的机会和环境，从而促进患者就业。

🧠 如何进行职业康复

总体来说，职业康复的内容可概括为职业能力评估、工作能力强化训练、技能培训、职业指导和工作安置等方面。

职业能力评估

主要包括初步面谈、工作分析、工作能力评估、工作现场分析评估。完成评估后，治疗师记录下影响患者职业能力的因素，并且根据实际情况设计职业康复训练内容。

工作能力强化训练

包括体能训练（工作能力重整）、职能训练（工作模拟训练）、工具模拟训练、工作行为训练。

技能培训

包括电脑技能培训、手工艺技能培训。治疗的频率最少应保持每周3次，每次2～2.5小时。

工作能力强化训练举例

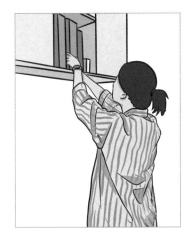

高处取物

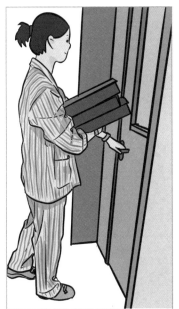

搬运转移文件

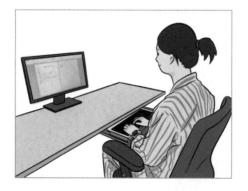

电脑操作

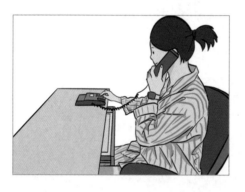

语言沟通

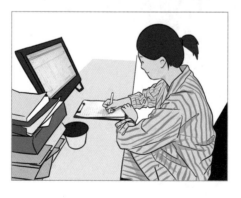

书写能力训练

如何寻求职业康复帮助

可前往社区所在地的残联或残联组织的康复中心、专业的康复治疗机构等寻求帮助，一些专业的康复医院也会提供相关服务。

根据王女士的情况，治疗师与其进行了面谈，对其进行了职业能力评估，帮助其做了工作分析。影响王女士回到工作岗位的因素包括体力、正常工作能力、语言沟通能力、书写能力等。针对这些因素，治疗师为其制定了详细的治疗计划。经过一段时间系统的有针对性的康复训练，王女士终于回到了原来的工作岗位。

温馨提示

在为患者提供职业康复服务时，治疗师需要根据患者的病情和职业进行个体化治疗。一些职业（比如司机等）还需要经过专业评估和培训后才能再次上岗。因此，患者应和治疗师、医生多沟通，弄清楚相关的法律法规，才能尽快回到工作岗位。

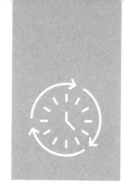

脑卒中后什么时候可以开始练习走路

郭叔叔是一位脑梗死3个月的患者，生病之后出现了左侧肢体偏瘫、平衡功能下降、无法独立步行等问题。作为一名旅游爱好者，无法步行让他焦虑万分。为了可以早日恢复，郭叔叔来到了康复医院进行康复治疗。

经过系统评估发现，郭叔叔患侧的异常模式严重，躯干稳定较差，站立时躯干摆动困难，而且家属为了让郭叔叔尽早走路，经常"扛着"他、拖拽他向前迈步，这不仅不能提高郭叔叔的步行能力，而且对他的功能恢复很不利。

康复团队针对郭叔叔的问题及个人需求，仔细地对他进行康复宣教，告诉他不恰当步行方式的危害，并为他制定了详细的治疗方案。在治疗师的指导下，他逐渐可以站立、辅助支撑下迈步、平衡杠内步行、挂拐下步行，最后可以独立步行，完成各项日常活动。这可把郭叔叔高兴坏了，他终于又可以去各地欣赏无尽风光，然后留下丰富的旅行照片了。

脑卒中患者越早练习走路越好吗

对于脑卒中患者来说，当然越早练习走路越好，因为长期卧床或者坐轮椅的患者，当他重新开始尝试站立、进行活动时，会出现恐高感或跌倒恐惧。另外，长时间处于卧位或坐位，会导致患者躯干力量减弱并加重患者全身的屈曲异常模式，使患者在站立时对抗重力或躯干摆动更为困难。但是，这并不意味着我们应该立刻让患者进行步行训练。

有些家属和患者会操之过急，我们经常会看到几个家属在走廊里"扛着"患者，拖拽患者向前；或者患者扶着栏杆，家属拿绳子绑着患者的患侧腿，拉着患者向前迈步。这些做法不仅对患者的步行训练没有帮助，反而会加大患者后期步行难度，导致错误的步行模式。而这种模式一旦形成，纠正起来就十分困难。所以，步行训练也不能操之过急。

对于患者何时开始步行训练这个问题，答案始终应该是个体化的：既要考虑患者的躯干控制能力、下肢肌力、平衡能力，也要避免失败的尝试和不利的影响。这一系列因素都在告诉我们：步行的训练应该循序渐进，不能简单粗暴或者刻板重复。

患者开始步行训练的标准是什么

满足以下条件的患者，即可开始步行训练：

❶ 患者可以双腿站立。能够保持10分钟以上的双脚站立是练习步行的基础。

❷ 患者在早期尝试步行时，治疗师或家属不需要帮助患者将患腿伸直支撑或被动地移动患侧腿迈步。

❸ 患者能用患腿负重，即患者可以在用患腿支撑的同时向前迈动健腿，不会因患腿无力支撑而跌倒。

❹ 在尝试性迈步时，患者能把重心转移到健腿上。在用患腿迈步时，躯干不发生大的倾斜或扭转，表现为在用健腿支撑的同时，可以将患腿迈上一个较矮的台阶（5cm以下）。

❺ 在拐杖或助行器的适当辅助下，患者能以相对正常的模式行走，没有明显的肢体痉挛或躯干抖动。

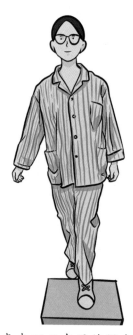

患者可以在用健腿支撑的同时，将患腿迈上一个较矮的台阶（5cm以下）

☁ 步行训练过程中要注意什么

在进行步行训练时，应注意患腿负重时有没有出现膝持续过伸和足跖屈（见下图）。倘若有，那么在重复进行步行训练过程中，这种异常运动模式会逐渐固定，并在以后难以改变，就像一段计算机代码被逐渐编写到大脑中变成固定程序一样，会很难更改。这时我们应该更多地训练患侧腿进行选择性地屈伸，不要依赖过伸。

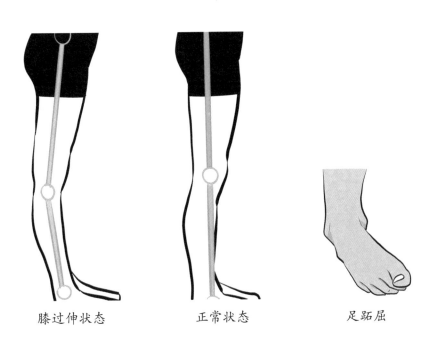

膝过伸状态　　　　正常状态　　　　足跖屈

最后，如果患者在每次尝试行走时都感到恐慌，那即使患者功能水平较高，也不应该强迫他继续行走，更不能指责他缺乏勇气。这可能是由患者的感知觉障碍或其他特殊性问题导致的。

温馨提示

对于患者的步行时机，我们需要进行多重考量，不能操之过急。如果患者能力尚不足以进行步行训练，就应该先打好基础，在治疗师的指导下加强肌力及平衡训练，从而避免异常步态、关节损伤或摔倒等不良情况的发生。

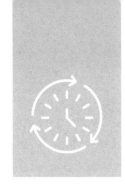

脑卒中后
身体歪了怎么办

　　王叔叔在4个月前因为没有控制好血压而发生了脑卒中。经过短暂的药物治疗后，他的病情有所稳定，但还是出现了脑卒中的并发症：右侧肢体张力异常、躯干及下肢功能异常、平衡能力下降，步行姿势异常。作为家里的顶梁柱，王叔叔因为生病无法工作而十分沮丧，而且生病之后，他走路的样子变得歪歪扭扭，站也站不直，更是让他感到自卑，不愿意活动。家人为了让王叔叔可以恢复得更好，把他送到康复医院进行康复治疗。

　　康复团队对王叔叔进行了系统的评估，发现王叔叔躯干向左倾斜的问题主要是由躯干本体感觉下降、核心稳定肌群薄弱导致的。康复团队为王叔叔进行了认真讲解并制定了详细的治疗方案，王叔叔也开始积极配合治疗。一段时间后，王叔叔照镜子发现自己肩膀不歪了，身体站直了，而且走路也稳了很多。看着和从前一样精神的自己，王叔叔终于又愿意出门工作和社交了。

🧠 如何判断脑卒中患者躯干是否歪斜

躯干是我们全身的协调枢纽，一旦躯干控制出了问题，那么即使我们花了很大的功夫去训练上下肢能力，也只会事倍功半，达不到我们预期的功能目标。而评估患者是否出现姿势异常，以及躯干运动时是否僵硬或活动受限，主要看一些关键位置信息（具体见第141页图示）。

🧠 导致脑卒中患者躯干歪斜的原因

躯干肌力下降，姿势稳定性破坏

如果患者处于卧床状态的时间较长，躯干肌群力量就会下降，导致患者坐或站时无法支撑自己，身体就会出现缓慢倾斜和姿势不稳的现象。

异常的肌肉张力

如果患者因脑梗死导致上运动神经元损伤，就会出现肌张力异常的情况。如果患者存在躯干肌群的张力性问题，就会姿势僵硬，骨盆倾斜，运动过程中出现不流畅或固定模式的动作表现。

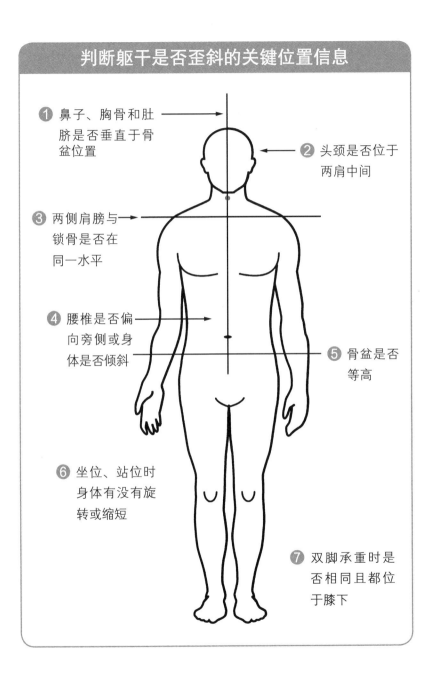

判断躯干是否歪斜的关键位置信息

① 鼻子、胸骨和肚脐是否垂直于骨盆位置

② 头颈是否位于两肩中间

③ 两侧肩膀与锁骨是否在同一水平

④ 腰椎是否偏向旁侧或身体是否倾斜

⑤ 骨盆是否等高

⑥ 坐位、站位时身体有没有旋转或缩短

⑦ 双脚承重时是否相同且都位于膝下

141

感知觉功能障碍

部分患者会因脑梗死而出现感知觉功能的损伤，出现单侧忽略、偏盲、运动觉与位置觉功能下降等感知觉问题，表现为特有的姿势异常，如头或颈不对线（转离并屈向患侧）、站立时向患侧倾斜等。

🧠 如何治疗躯干歪斜

其实任何治疗开始的前提都必须是准确的评估，我们需要明白目前患者所处的功能水平和导致姿势异常的具体原因，再进行个体化的循序渐进的康复治疗。当然，我们也有一些简单易行的动作建议提供给大家，简要介绍如下：

先要保证患者早期的体位摆放

很多在恢复中后期出现的姿势异常其实在早期通过正确的体位摆放就可以很好地预防。尤其应注意患者头颈的摆放，不要垫过高的枕头，不然会诱发肢体的异常张力；也不要让患者头颈长时间偏向一侧；如果患者有单侧忽略的问题，更要经常在患者患侧进行交流与喂食，从而刺激患者向患侧旋转与观察。

让患者了解自己的异常姿势，通过运动提高躯干控制能力

可以放置一面大的镜子，让患者通过镜子观察自己的坐姿或站姿，并进行自我调节和动作控制，让患者感受正常的中立位姿势，了解自己的姿势异常问题。当然，如果患者有抵触情绪或其他问题，也可以使用其他方式，如让患者将自己的肩膀对准治疗师或照护者的前额等。

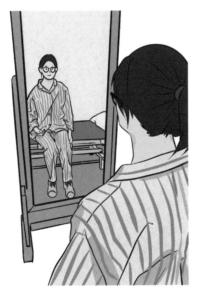

脑卒中患者可以通过镜子进行调节和动作控制

我们也可以通过一系列的训练，来提高躯干的控制能力。具体的动作介绍见第144～145页图示。

提高躯干控制能力的训练

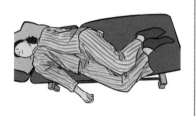

❶ 仰卧，屈髋屈膝，双肩平放于床，同时从一侧向另一侧缓慢移动膝关节，进行上下部躯干的分离（旋转）。

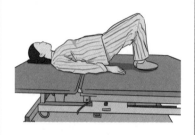

❷ 仰卧，双腿屈髋屈膝进行桥式运动，并维持（伸）。

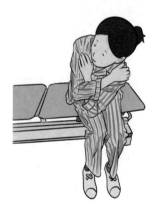

❸ 坐位，怀抱上肢于胸前，交错肘碰对侧膝（旋转）。

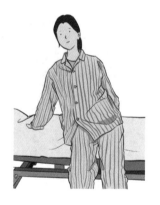

❹ 坐位，骨盆保持不动，躯干侧弯，用前臂撑于支撑面上（侧屈）。

144

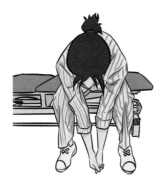 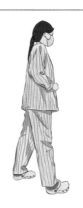

⑤ 坐位，双手十指交叉握紧，碰双脚间地面并低头（屈曲）。

⑥ 站位，一侧腿支撑，另一侧腿向前、后、侧方迈步，控制躯干保持稳定。

特异性姿势矫正

针对一些特定的问题，也可以通过特异性姿势进行调节与改善。如翘腿坐，适用于不能侧屈/屈曲、重心转移的患者，同时重心转移到一侧坐骨结节，更加强了腹肌控制。跪位支撑或爬行活动，适用于训练躯干、髋伸，并对体位转移有帮助。

以上就是针对姿势异常和躯干控制康复方面的内容。其实脑卒中的康复治疗是个全面而复杂的过程，需要我们关注方方面面，但只要找准问题、找对方法并坚持不懈，那就会有收获。

在脑卒中患者进行躯干控制训练尤其是进行坐位或站位姿势训练时，照护者一定要注意保护患者，千万不要出现跌倒或膝、踝关节损伤。

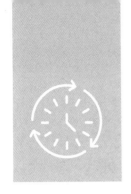

如何面对脑卒中后的
情绪问题

　　老薛是一名警察，无论在生活还是工作中，他都不苟言笑，亲朋好友都觉得他有些严肃，单位里的后辈更是对他的"铁面孔"有些胆怯。当然，面对不法分子时，老薛的严肃劲儿更加厉害，总能让那些不法分子束手就擒。老薛平时工作很忙，值班时常常昼夜颠倒，家人都为他"三高"的身体担心。3个月前，老薛光荣退休了，终于能够放松心情、放松身体了。家人也很高兴，老薛终于可以多陪陪他们了。

　　不过好景不长，1个月前，老薛突发脑出血，经过全力救治终于转危为安，不过留下了左侧肢体活动不利的后遗症。家人将老薛送到康复医院进行进一步治疗。康复治疗进行得很顺利，老薛从只能躺在床上，逐渐到能够在床边坐起，并且能转移到轮椅上了。家人看到老薛的进步都很高兴，期盼他能越来越好，不过他们也发现了老薛的一些小变化。

　　原来一本正经的老薛渐渐变得"玻璃心"：看到老同事、老朋友来看他，都会流眼泪；爱人见他坐轮椅不够端正说了他几句，他竟号啕大哭起来；在病房里看电视剧，会控制不住地放声大笑，笑得上气不接下气，然后又哭了起来……这些情况让家人很是不解，为什么原本不苟言笑、仿佛生就一副"铁面孔"的老薛，生病后会突然性情大变呢？

🧠 为什么脑卒中后会出现情绪问题

心理反应是脑卒中患者最常出现的问题之一，其中抑郁占了很大比例（32%～61%的脑卒中患者有抑郁问题），其他如情绪不稳定、焦虑、个性改变、行为变化等也很常见。这往往和患者卒中损伤区域以及生病前后的个人感受落差有关，当然也有一部分原因是患者和家属对疾病不了解而对康复结果期望过高。

🧠 如何应对脑卒中患者的情绪问题

在这种情况下，康复医生和康复治疗师一方面会多加鼓励，引导患者和家属用正确的方式看待疾病并说出自己的诉求，为他们寻找符合现阶段的期望的治疗方法。另一方面，治疗师会利用治疗性活动增强患者的自尊，用团体治疗、社会互助等方法帮助患者调整心情，协助他们完成观念和角色的转变。不过，如果心理和情绪障碍严重影响了康复进程，那么使用药物和精神心理科会诊也是必要的解决方法。

老薛的"玻璃心"可能也是由卒中后常见的情绪变化造成的，为此他的家人在医生和治疗师的建议下，鼓励老薛参加了一次心理团体活动。活动中老薛坦诚说出自己生病后十分怀念充实的警务工作，也很担心自己即使进行了康复治疗也回不到以前的生活。

由此，大家找到了老薛"玻璃心"的根源。经过多方的努力，他的情绪终于变得稳定，康复进度也越来越快。当老薛出院回家时，他的"玻璃心"已经更加坚强，而以前的"铁面孔"也摘除了，现在的老薛和家人幸福地生活在一起，安享着充满欢乐的晚年生活。

温 馨 提 示

　　应当寻求专业的心理机构和精神卫生机构发现具体的心理和精神问题，切不可无视或盲目自行处理，否则会导致更大的问题。

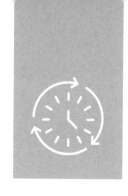

脑卒中患者
也可以旅游吗

　　时间回溯到1年前，李先生在一次脑梗死之后左侧肢体功能严重受限，日常生活能力只有20分（满分100分），唯一能自理的就是控制大小便。为了提高以后的生活质量，李先生来到了康复医院。康复团队给他做了详细的评估，并制定了有针对性的治疗计划，告诉他通过训练是可以实现站立行走、日常生活自理的，而且可能还可以出去旅游。一听到旅游，李先生的眼里瞬间就有光了。

　　在治疗师的指导下，李先生开始慢慢训练，每天的内容开始是桥式运动、床边独坐，后来是从床上转移到轮椅上。在躯干力量加强后不久，李先生就能驱动轮椅了。接下来是训练从坐到站、从站到走及步态控制、重心转移，最后是挂着单拐走路。在训练下肢功能的同时，李先生也没有落下上肢训练，从良肢位的摆放，到健侧带动患侧翻身，再到利用健侧帮助患侧穿衣服、修饰、如厕等。

　　经过6个月系统的康复训练，李先生现在已实现个人生

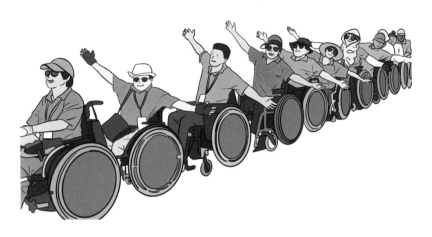

活自理，并且养成了良好的生活习惯，定期到医院体检复查。现在，他的愿望就是能出去看看多彩的世界。

对于脑卒中患者来说，旅游不仅可以放松心情、调节疾病所带来的消极情绪，也能改善身体机能，提高生活质量。旅游也维护了脑卒中患者的尊严，使他们的健康之路朝着更加积极的方向发展。

脑卒中患者在什么情况下能旅游

首先，患者应该意识清醒，认知正常，具有与他人进行比较清晰、准确的交流的能力，没有脑卒中相关的并发症。康复之后，还是应该保持良好的饮食习惯，不吸烟，不酗酒，不熬夜。其次，患者应该具有独立步行能力，为了保障出行安全，最好有人陪同。有基础性疾病（高血压、糖尿病、高脂血症、房颤等）的患者，应该在这些基础性疾病控制良好的情况下出门。

最后，要提醒广大脑卒中患者，最好在发病至少半年以后再旅游，因为卒中发生后的6个月内是复发风险最高的阶段，大家一定要引起重视。

脑卒中患者旅游时要注意什么

在旅游前，要准备预防基础性疾病的药物。要注意休息，不要过度劳累。不去海拔较高或环境气候多变的地方。不进行剧烈运动，要选择较平稳的交通工具，乘车时间不宜过长，要适当饮水。在上下楼梯时要记住：上楼梯时健侧腿先上，下楼梯时患侧腿先下。

此外，在旅行时，还有一些细节问题也需要加以注意：

❶ 可以穿弹力袜，防止久坐导致的下肢深静脉栓塞。

❷ 可以准备一个减压坐垫，防止压疮产生。

❸ 注意头颈部的保暖，健身衣裤的大小要合适。

❹ 穿的鞋子应该防滑、合脚，尽量不要穿拖鞋走动。

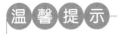

旅游过程中如有不适应立即到当地医疗机构检查治疗。旅游是一件开心的事，切勿大动肝火（尤其是高血压患者）。

第 **4** 章

预防脑卒中

如何调整生活方式
预防脑卒中

脑卒中是可防可治的吗？答案是肯定的。一方面，我们要改变不健康的生活方式，有意识地避免脑卒中的危险因素。另一方面，对于体内已经形成的病理变化，如颈动脉斑块造成的血管狭窄等，要引起重视，定期进行脑卒中筛查，及早发现问题、及早诊断，并用药物加以治疗，才可以有效防止脑卒中的发生或者复发。

要预防脑卒中的发生，首先应该养成良好的生活习惯，作息规律，不要熬夜，早睡早起，保证充足的睡眠。

如果有吸烟、嗜酒等不良习惯，应该及时戒烟、戒酒，因为吸烟、喝酒也是导致脑血管病发生的主要危险因素之一。

应注意改善日常饮食结构，保持清淡、低盐、低糖、低脂肪的饮食习惯。同时，还要保证摄入足够的优质蛋白质、维生素、纤维素以及微量元素，保持营养的均衡。

另外，在日常生活中，应该适当进行有氧运动，如慢跑、游泳、骑自行车、登山、打太极拳等。有氧运动过程是消耗能量的过程，有利于营养物质代谢，并可以提高人体在缺氧状态下的耐受能力，从而有助于预防脑卒中等疾病的发生。

还有一点容易被大家忽略，那就是心理状态对人体产生的影响。心理健康作为健康的四大基石之一，对预防脑卒中有非常重要的作用。因此，在日常生活中，要保持良好的心态，做到情绪稳定、乐观友善。

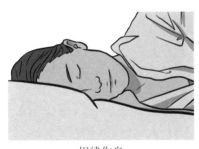

规律作息

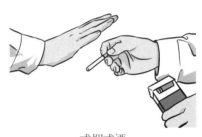

戒烟戒酒

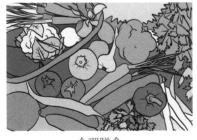

合理膳食

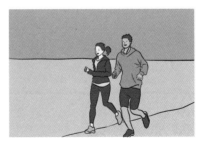

适当进行有氧运动

调整生活方式预防脑卒中

我们知道，一旦得了脑卒中，其危害非常大。因此，在日常生活中要多多认识脑卒中，多多了解预防脑卒中的方法，可以有效预防脑卒中的发生。

温馨提示

合理膳食，适量运动，戒烟戒酒，心理平衡，作息规律，保证睡眠，将有效降低脑卒中的发生风险。

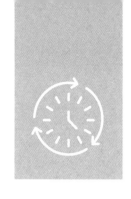

如何合理使用药物
预防脑卒中

没有发生过脑卒中的人进行一级预防

脑卒中的药物预防包括一级预防和二级预防，对于从来没有发生过脑卒中的人来说，要进行的是一级预防。

在一级预防中，阿司匹林的使用还需谨慎。对于那些脑卒中发生风险足够高的人群，患者使用阿司匹林的获益还是大于风险的，只要能耐受，建议长期服药。但是，需要强调的是，对于未发生过脑卒中且脑卒中发生风险为低危的人群，不推荐使用阿司匹林进行预防。如果你不能确定自己的发病风险，不建议盲目使用阿司匹林来预防脑卒中。可定期去医院就诊，在咨询医生后再确定是否服药。

此外，高血压患者应注意控制血压，坚持服用降压药物；高脂血症患者应注意控制血脂，坚持服用降血脂药物；糖尿病患者应积极控制血糖；有心房颤动或其他心脏病的患者，应注意加用华法林、拜瑞妥等抗凝药物，积极控制心脏疾病；对于伴有高同型半胱氨酸血症的患者，应加用叶酸、维生素B_{12}、维生素B_6（3B疗法）来降低血液中的同型半胱氨酸水平。

🧠 已经发生过脑卒中的人进行二级预防

对于已经发生过脑卒中的患者，应当采取二级预防。二级预防中的药物应用基于以下3个原则：

❶ 合理使用抗高血压药物。

❷ 服用抗血小板药物，如阿司匹林和氯吡格雷。大量循证医学证据表明，对于既往发生过缺血性卒中的患者，抗血小板治疗可以防治25%的严重血管事件。

❸ 服用调节血脂的药物，如阿托伐他汀、瑞舒伐他汀等。

需要提醒大家的是，无论服用何种药物，一定要在医生的正确指导下使用，不要自行加药或者减药，并且要定期到门诊随访服药情况。

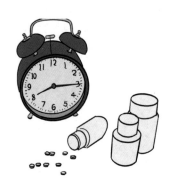

　　卒中预防很重要，合理用药要知晓：阿司匹林效果好，但是不能乱用药；需要用时要坚持，不必用时别乱吃。血压、血脂和血糖，个个都需要控制。抗板、抗凝加叶酸，卒中预防要做好。

平时应当注意
监测哪些指标

🧠 合并高血压的脑卒中患者

对于合并高血压的患者来说，血压应尽量控制在140/90mmHg以下。伴有糖尿病、冠心病、慢性肾病的患者，血压应尽量控制在130/80mmHg以下，而老年患者（年龄＞65岁）的收缩压可放宽至150mmHg以下。建议广大患者学会在家自我监测血压，这样有利于血压控制。

🧠 合并糖尿病的脑卒中患者

对于合并糖尿病的患者，要定期检测空腹血糖及糖化血红蛋白，一般空腹血糖宜保持在4.4～7.0mmol/L之间，糖化血红蛋白应控制在7%甚至6.5%以下。

🧠 合并高脂血症的脑卒中患者

对于合并高脂血症的患者，低密度脂蛋白胆固醇（LDL-C）应控制在1.8mmol/L以下或降幅达到50%。将低密度脂蛋白胆固醇控制在1.8mmol/L以下可使缺血性卒中的发病风险下降28%，但出血性卒中的发病风险没有增加。

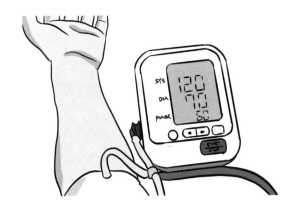

温馨提示

建议患者学会自我监测血压，要定期检测空腹血糖及糖化血红蛋白，注意控制血脂。

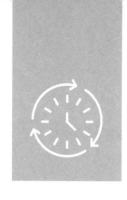

如何科学、
有效地运动

一般临床上所说的运动是指有氧运动。有氧运动是指人体在氧气充分供应的情况下进行的中等强度、大肌群参与、持续时间较长的节律性运动。简单地说，有氧运动是指任何具有韵律性的运动。有氧运动能锻炼人体的心肺功能，使心血管系统能更有效、快速地把氧传输到身体的每一个部位。

🧠 有氧运动有什么作用

通过规律的有氧训练，心脏的功能会更加强大，每搏输出量会更多，人体的供氧能力更强，心率数会适当减少。一个心肺功能良好的人可以参加较长时间的有氧运动，且运动恢复也较快。调查显示，如果一个人每周运动时间多于7小时，其未来患心脑血管病的风险性将减少45%，患冠心病的风险将减少51%。这说明运动对于降低心脑血管病具有重要意义。

🧠 我们可以进行哪些日常的有氧运动

《"健康中国2030"规划纲要》也强调适度体育活动对健康的重要性，我们在日常生活中也会参加各种有氧运动。有氧运动的常见方式有以下几种：

❶ **周期性运动**：如日常步行、慢跑、跳绳、游泳、骑自行车、有氧舞蹈、健美体操等。

❷ **球类运动**：如乒乓球、羽毛球等。

❸ **传统体育、民族体育项目**：如太极拳、太极扇、瑜伽、八段锦、五禽戏等。

🧠 我们该如何科学、有效地运动

有氧运动的方式有很多，但是否科学、有效还得取决于你是否选对了运动处方。

什么是运动处方呢？它是指医生对从事体育锻炼者或患者，在科学、系统的研究背景下，按其健康状况、体力以及心血管功能状况，结合生活环境和运动爱好等个体特点，用处方的形式规定运动的种类、时间及频率，并指出运动中的注意事项，从而指导患者有计划地进行经常性锻炼，达到健身或治病的目的。

实践证明，按照运动处方进行科学的锻炼，既安全可靠，又有计划性，也可在一定时间内达到保健和治疗疾病的双重目的。具体的运动处方内容包括以下方面：

运动强度

运动强度指运动时的剧烈程度，是运动处方的核心部分，也是最困难和最需要控制的部分，是衡量运动量的重要指标之一。运动强度可以用心率、自我劳累程度（RPE）表示。一般选择低、中强度，目标心率达到最大心率的40%～75%，主观身体感觉以轻度疲惫为主。

运动时间

除去预备活动和整理活动外，运动持续时间为15～60分钟，一般为20～30分钟。运动时间长短应与运动强度相互调节，通常采用中等量的运动。例如，运动强度大了，可以适当缩短运动时间；反之，如运动强度偏小，则延长运动时间。通常坐位工作者、患有心脏疾病但症状并不明显者，第一周可在中等运动强度下运动20～30分钟，如果能适应，经1～2周规律运动后，第三周可逐渐增至45分钟左右。

此外，预备活动和整理活动一般要求5分钟，年轻无基础疾病的人，预备活动可以缩短。但是有高血压等心血管疾病的患者，预备活动最好在5分钟以上。进行预备活动时，运动强度可逐步提升，而进行整理活动时，运动强度则应逐步降低。

运动项目

在运动处方中，能否选择最合适的运动项目关系到运动的有效性和持久性。选择运动项目，要考虑具体的运动目的（是健身还是治疗），要考虑运动条件，如运动场地，项目所需器材、所需时间及环境等，同时还要考虑个人的兴趣爱好等。

运动频率

运动频率即每周运动的次数。运动间隔时间过长或过短都会影响其效果。若每次有足够的运动量，一次训练效应可维持2～3天，如此推算，每周练习2～3次即可。可是，患者通常每次运动量不足，而且对于无运动习惯者来说，若规定每周运动2～3次，常常可能会中断运动。因此，应以坚持每天运动为宜，且要养成良好的运动习惯。有下肢骨关节疾病的患者，为了避免下肢过度负荷带来的伤害，可隔天运动一次。

注意事项

❶ **做好预备活动和整理活动**：每次运动前需要有热身过程（即预备活动），活动关节、韧带，拉伸四肢、腰背肌肉，活动后也不能马上停下来休息，应做一些放松性运动（即整理活动）以保证静脉回流。充分的预备活动和整理活动是预防运动性损伤和心血管意外的关键。热身的时间应为5～10分钟。天冷时，热身时间要长，并多穿些衣服保温。

❷ **循序渐进，减少运动意外**：要注意有无心肺疾病，根据自身条件循序渐进地运动，否则超出人体负荷能力，反而损害健康。有高血压和冠心病的锻炼者，有氧运动时应注意不要屏气，以免舒张压过分升高而导致不良事件。

温馨提示

　　以大家熟悉的太极拳为例。打太极拳时，要求肢体放松、呼吸自然，思想安静集中，不可勉强憋气。另外，打太极拳是一个循序渐进的过程，需要持之以恒。

康复患者留言板

作为一名二次脑卒中患者，从患病到现在能正常工作、开车、运动、外出旅行，恢复正常生活，其中需要一个刻苦锻炼、康复的过程。我的体会是，首先要在康复治疗期间严格按照康复医生的要求进行康复训练，其次要保持稳定良好心态，克服自身内心障碍，尽快融入日常生活。

——患者 巫峥嵘

我妈妈已经89岁高龄了。2019年12月10日，我妈妈因突发心源性脑梗死被紧急送往瑞金医院心脏重症监护室救治。病情缓解后，心内科主任建议我妈妈到上海市瑞金康复医院康复治疗一段时间。我深知康复治疗对于恢复病情的重要作用，而且位于瞿溪路的上海市瑞金康复医院的口碑我早有耳闻……

妈妈转入上海市瑞金康复医院时，虽然思维依然清晰，但是心肺功能较差并有房颤，吞咽也有困难，只能进食半流质食物，说话声音也很微弱……经过该院医护人员的精心治疗和规范的康复训练，一段时间后，妈妈的症状得到了明显的改善——能正常吃饭了，说话的声音响了，精神也好多了……

上海市瑞金康复医院井然有序的院容、种类齐全的康复治疗设备，还有最重要的，医护人员良好的医德医技给我留下了深刻的印象。他们不仅为患者治病，也为患者疗心……康复团队的医务人员经常抽空来到我妈妈床边嘘寒问暖，不仅询问病情，还给予老人精神上的抚慰……让我们深受感动！

感谢上海市瑞金康复医院！

——患者家属　上海广播电视台纪实频道主持人　刘家祯

我老伴患有遗传性高血压病，某日因漏服降压药导致突发性脑卒中，四肢瘫痪，吐字不清。经抢救后她脱离了危险，后转入瑞金康复医院。康复科顾琳医生交待我们："脑卒中的前期康复要抓紧，黄金时期莫错过。"老伴听在耳里，记在心里。

3个多月来，老伴早起晚睡，积极投入各种康复项目的训练。为了避免将来走路时出现"画圈圈"的后遗症，她忍着疼痛戴上足套坚持行走。最终她从瘫卧在床恢复成能用轮椅代步，从用轮椅代步恢复成能自主行走，恢复得很快，进步很大。这也印证了康复医生的话的科学性和正确性。

——患者家属 著名说唱表演艺术家 上海市非物质文化遗产代表性传承人　龚伯康

我于2021年8月24日中午突发脑梗死，当日进瑞金医院急救，诊断出右侧脑桥延髓梗死，吞咽功能直接影响，导致左侧面瘫，并于25日入住神经内科重症病房，采取鼻饲、舒张血管及抗肺部感染等综合治疗。1周后我开始进行吞咽功能的康复训练。从开始的无法吞咽、滴水不进到后来的慢慢能咽下口水、能喝一小口水，这些进步都离不开每日的吞咽康复训练。

9月11日我转入瑞金康复医院，医护团队针对我的病情制定了详细的康复治疗方案，采用了经口置管、重复经颅磁刺激等措施。1周后我基本可以自主喝水，吃半流质食物。到9月30日出院时，我已可以正常饮食，吞咽功能基本恢复。

总结一下，脑梗死患者尤其是有吞咽功能障碍的患者，越早康复训练效果越好、恢复得也越好。

——患者　沈建东

2007年，本人突发脑溢血，大面积脑梗死，经抢救后发生左侧肢体瘫痪，入住瑞金康复医院治疗。在谢青主任、顾琳医生指导下，我康复成功，3个月后重新走上了讲台。康复要长期坚持，拼毅力，在这个过程中，我坚持打太极拳，咬紧牙关坚持。对瑞金康复医院康复科的评价，我想用三句话、六个字概括：

首先是"专业"。谢青主任领导的康复团队是上海乃至全国一流的团队，他们都是专业的康复医生。其次是"敬业"。

康复科的医生、护士对患者十分体贴，工作态度十分认真。最后是"乐业"。康复科的医生、护士真正热爱自己的事业，康复不仅仅恢复了患者肢体的功能，更重要的是，还恢复了患者做人的尊严。

——患者　王　健

谢青主任、顾琳医生及康复团队两年多的精心治疗，让一位大面积脑梗死的老人从半身瘫痪康复至能半自理生活。康复医院的一整套康复治疗的确给脑卒中患者带来了福音。

——一位脑卒中患者的家属